时代新健康系列

GAOXUEYA DE ZIWO TIAOYANG

高血压的自我调养

胡维勤 编著

时代出版传媒股份有限公司
安徽科学技术出版社

图书在版编目（CIP）数据

高血压的自我调养 / 胡维勤编著． -- 合肥：安徽科学技术出版社，2015.1（2025.6重印）
（时代新健康系列）
ISBN 978-7-5337-6493-7

Ⅰ．①高… Ⅱ．①胡… Ⅲ．①高血压-食物疗法 Ⅳ．① R247.1

中国版本图书馆CIP数据核字（2014）第267896号

高血压的自我调养　　　　胡维勤　编著

出 版 人：王筱文　　选题策划：丁凌云　吴　玲　　责任编辑：黄　轩
出版发行：安徽科学技术出版社　　http://www.ahstp.net
　　　　　（合肥市政务文化新区翡翠路1118号出版传媒广场，邮编：230071）
　　　　　电话：（0551）63533330
印　　制：北京一鑫印务有限责任公司　　　　电话：（010）61424266
（如发现印装质量问题，影响阅读，请与印刷厂商联系调换）

开本：720×1016　1/24　　印张：6　　字数：150千
版次：2015年1月第1版　　2025年6月第2次印刷

ISBN 978-7-5337-6493-7　　　　定价：59.00元

版权所有　　侵权必究

前言 PREFACE

　　世界卫生组织（WHO）对新世纪"健康"的定义是：健康不仅仅是指没有疾病或者不虚弱，而是身体上、心理上、社会适应上的完好状态。其中社会适应性取决于身体和心理的素质状况，而身体健康又是心理健康的物质基础。总而言之，良好的身体状况有利于维持良好的情绪状态，保证心理健康和良好的社会适应性。

　　然而，随着经济的发展，人们生活水平提高的同时，生活节奏也越来越快，更多的人也出现了亚健康状态，表现为容易便秘、失眠、疲劳、颈肩腰腿痛等，这些大多是由于不良的饮食和生活习惯引起。人一旦长期处于亚健康状态，很容易导致一系列慢性疾病，如肠胃病、肝病、肾病等。另外，由于西方生活方式的引入，高蛋白质、高嘌呤食物的摄入增加，引起肥胖、高血压、高脂血症、糖尿病、痛风等病症的增多，严重影响人们的身心健康。

　　人们对健康的关注度逐渐升高，其实很多时候，保持良好的生活方式和饮食习惯，就能有效地调理并缓解各种病症。本套"时代新健康系列"丛书，秉承"新健康"的理念，以帮助人们调理亚健康状态、缓解各种疾病症状为目的，为读者提供各类病症的"自我调养"方式，为健康加分。

　　办公室一族，因长期久坐、伏案工作，工作压力大又缺乏锻炼，容易出现失眠、便秘、疲劳等亚健康症状，颈椎、腰椎也出现多种不适，严重威胁身心健康。《便秘的自我调养》《失眠的自我调养》分别为读者介绍了相应的基础知识、宜吃食物、忌吃食物、调养食谱、穴位疗法等，轻松解除便秘和失眠的痛苦；《职场疲劳的自我调养》《颈肩腰腿痛的自我调养》则从各个角度对职场各类疾病进行了深度剖析，并从食疗和穴位疗法方面全面调理各种亚健康症状，还办公室一族一个健康的身体，保证正常的生活和工作状态。

从调理常见疾病入手，《肠胃病的自我调养》《肾病的自我调养》《肝病的自我调养》《男科病的自我调养》《妇科病的自我调养》则有针对性地为患者提供可行的饮食疗法、穴位疗法、运动疗法等，让患者从多方面收获健康。

"三高"、痛风等病症通常被称为"慢性杀手"，而饮食疗法对其的预防和控制有积极作用。《高血压的自我调养》《痛风的自我调养》《糖尿病的自我调养》《高脂血症的自我调养》精心选取对症的调养食材，为患者提供实用的饮食原则和调理食谱，配合运动、穴位调养法，达到控制病情及有效预防并发症的目的。

儿童是祖国的花朵，是未来的希望，但是一些常见病也会困扰着稚嫩的他们，作为家长，拥有一本《儿童常见病的自我调养》是很有必要的，书中提供了针对儿童各种常见病的饮食和生活调养法，为孩子扫去"阴霾"，还孩子成长健康成长的天空。

疾病本身并不可怕，可怕的是对疾病的误解和不正确的调养方式。本套丛书所列出的调养方式，并不能代替常规医疗，如果患者病情严重，应积极就医，以免延误病情。愿本套"时代新健康系列"丛书所传达的新健康理念，为读者的身心健康带来帮助。

目录 CONTENTS

Part 1 了解高血压基础常识

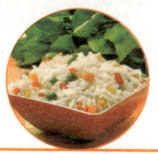
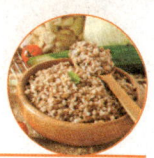

解读高血压 ………………………… 002
高血压的概念 ………………………… 002
高血压的危害 ………………………… 002
高血压"青睐"的人群 ……………… 003
高血压的早期症状 …………………… 003
高血压病患者黄金膳食原则 …… 004
规律饮食,少盐、少油 ……………… 004
合理摄入蛋白质 ……………………… 005
适当摄入九大降压营养素 …………… 006
蔬果粗粮不可少 ……………………… 008
限制饮酒 ……………………………… 009
严格控制热量摄入 …………………… 009
高血压病患者四季调理要点 …… 010
高血压病患者春季调理要点 ………… 010
高血压病患者夏季调理要点 ………… 010
高血压病患者秋季调理要点 ………… 011
高血压病患者冬季调理要点 ………… 011

高血压病特殊人群的饮食调养 …… 012
老年高血压病患者的饮食调养 ……… 012
妊娠高血压病患者的饮食调养 ……… 013
儿童高血压病患者的饮食调养 ……… 013
高血压病患者忌吃食物 ………… 014
肥猪肉/猪大肠/猪脑/羊肝 ………… 014
炸鸡/烤鸭/腊肉/鹅蛋 ……………… 015
熏肉/蟹黄/咸鸭蛋/鱼子 …………… 016
薯片/方便面/巧克力/冰激凌 ……… 017
猪油/黄油/芥末/咖喱 ……………… 018

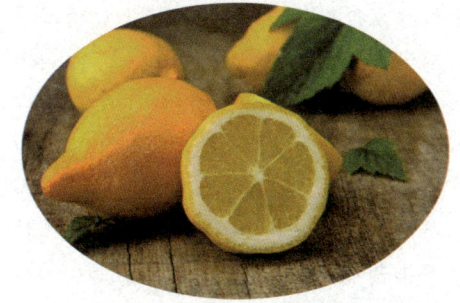

Part 2 吃对食物降血压

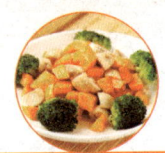
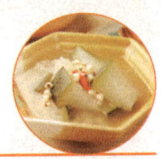

黑豆 …… 020	山药 …… 032
黑豆莲藕鸡汤 …… 021	银耳山药甜汤 …… 033
松仁黑豆豆浆 …… 021	合欢山药炖鲫鱼 …… 033
黑米 …… 022	芹菜 …… 034
百合黑米粥 …… 023	芹菜胡萝卜丝拌腐竹 …… 035
黑米红豆粥 …… 023	芹菜苹果汁 …… 035
薏米 …… 024	苦瓜 …… 036
薏米炖冬瓜 …… 025	菠萝苦瓜鸡块汤 …… 037
佛手薏米粥 …… 025	白果炒苦瓜 …… 037
红豆 …… 026	冬瓜 …… 038
山楂红豆浆 …… 027	冬瓜红豆汤 …… 039
莲藕红豆瘦肉汤 …… 027	西瓜翠衣冬瓜汤 …… 039
玉米 …… 028	马齿苋 …… 040
红豆玉米饭 …… 029	马齿苋薏米绿豆汤 …… 041
玉米炒豌豆 …… 029	马齿苋瘦肉粥 …… 041
红薯 …… 030	茭白 …… 042
红薯烧口蘑 …… 031	虫草花炒茭白 …… 043
红薯山药燕麦浆 …… 031	紫甘蓝拌茭白 …… 043

茼蒿 ……………………………… 044	白萝卜丝炒黄豆芽 ……………… 059
茼蒿排骨粥 …………………… 045	西葫芦 …………………………… 060
草菇扒茼蒿 …………………… 045	西葫芦炒肚片 ………………… 061
紫甘蓝 …………………………… 046	果仁凉拌西葫芦 ……………… 061
紫甘蓝拌粉丝 ………………… 047	芦笋 ……………………………… 062
紫甘蓝芹菜汁 ………………… 047	芦笋腰果炒墨鱼 ……………… 063
洋葱 ……………………………… 048	芦笋西红柿鲜奶汁 …………… 063
洋葱拌西红柿 ………………… 049	西红柿 …………………………… 064
洋葱炒豆腐皮 ………………… 049	西红柿芹菜莴笋汁 …………… 065
牛蒡 ……………………………… 050	西红柿洋葱汤 ………………… 065
胡萝卜玉米牛蒡汤 …………… 051	南瓜 ……………………………… 066
牛蒡三丝 ……………………… 051	南瓜鸡肉红米饭 ……………… 067
莴笋 ……………………………… 052	蒜香蒸南瓜 …………………… 067
莴笋菠萝蜂蜜汁 ……………… 053	海带 ……………………………… 068
松仁莴笋 ……………………… 053	芹菜拌海带丝 ………………… 069
马蹄 ……………………………… 054	海带拌彩椒 …………………… 069
腐竹玉米马蹄汤 ……………… 055	紫菜 ……………………………… 070
马蹄玉米炒核桃 ……………… 055	花蛤紫菜汤 …………………… 071
胡萝卜 …………………………… 056	红烧紫菜豆腐 ………………… 071
胡萝卜鸡蛋羹 ………………… 057	莲藕 ……………………………… 072
苦瓜胡萝卜粥 ………………… 057	木瓜莲藕栗子甜汤 …………… 073
白萝卜 …………………………… 058	茄汁莲藕炒鸡丁 ……………… 073
香菇白萝卜汤 ………………… 059	黑木耳 …………………………… 074

木耳鸡蛋西蓝花	075
甜椒紫甘蓝拌木耳	075
银耳	076
银耳莲子冰糖饮	077
人参银耳汤	077
鲈鱼	078
鲈鱼西蓝花粥	079
清蒸开屏鲈鱼	079
草鱼	080
菠萝炒鱼片	081
啤酒炖草鱼	081
三文鱼	082
三文鱼金针菇卷	083
蔬菜三文鱼粥	083
蛤蜊	084
蛤蜊炒饭	085
葫芦瓜炒蛤蜊	085
虾	086
娃娃菜鲜虾粉丝汤	087
白果桂圆炒虾仁	087
乌鸡	088
山药乌鸡粥	089
当归乌鸡墨鱼汤	089
牛肉	090
西蓝花炒牛肉	091
西红柿土豆炖牛肉	091
鸭肉	092
胡萝卜豌豆炒鸭丁	093
白芍鸭肉烧冬瓜	093
蓝莓	094
蓝莓猕猴桃奶昔	095
蓝莓果蔬沙拉	095
山楂	096
猴头菇山楂瘦肉汤	097
丹参山楂三七茶	097
猕猴桃	098
葡萄柚猕猴桃沙拉	099
香蕉猕猴桃汁	099
葡萄	100
百合葡萄糖水	101
香蕉葡萄汁	101
苹果	102
黄瓜芹菜苹果汁	103
苹果胡萝卜麦片粥	103

西瓜 …………………………… 104	枸杞 …………………………… 108
西瓜哈密瓜沙拉 ……………… 105	枸杞拌菠菜 …………………… 109
西瓜绿豆粥 …………………… 105	胡萝卜红枣枸杞鸡汤 ………… 109
大蒜 …………………………… 106	枸杞虫草粥 …………………… 110
金银蒜香牛肉面 ……………… 107	决明子菊花枸杞茶 …………… 110
蒜泥蒸茄子 …………………… 107	

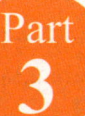

Part 3 常见高血压并发症饮食推荐

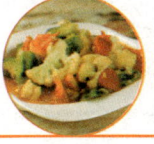 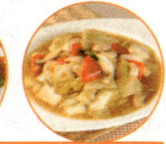

高血压并发痛风 …………… 112	乌冬面糊 ……………………… 119
橄榄油蔬菜沙拉 ……………… 113	橙子南瓜羹 …………………… 119
白菜冬瓜汤 …………………… 113	**高血压并发肾功能减退** …… 120
高血压并发冠心病 ………… 114	菠菜鱼丸汤 …………………… 121
丝瓜烧花菜 …………………… 115	蔬菜罗宋汤 …………………… 121
柑橘山楂饮 …………………… 115	**高血压并发高脂血症** ……… 122
高血压并发心力衰竭 ……… 116	淡菜萝卜豆腐汤 ……………… 123
薄荷糙米粥 …………………… 117	椰汁草菇扒苋菜 ……………… 123
牛肚菜心粥 …………………… 117	口蘑烧白菜 …………………… 124
高血压并发脑卒中 ………… 118	生菜鸡蛋面 …………………… 124

Part 4 高血压穴位疗法

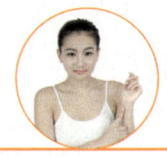
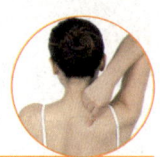

太阳穴按摩法 …………………… 126
风池穴按摩法 …………………… 126
曲池穴按摩法 …………………… 127
内关穴按摩法 …………………… 127
丰隆穴按摩法 …………………… 128
涌泉穴按摩法 …………………… 128

足三里穴按摩法 ………………… 129
三阴交穴按摩法 ………………… 129
太溪穴按摩法 …………………… 130
太冲穴按摩法 …………………… 130
肺俞穴拔罐法 …………………… 131
脾俞穴拔罐法 …………………… 131

附录 运动调养降血压

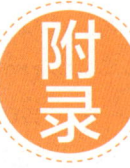
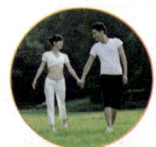
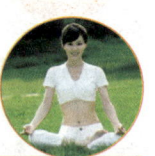

散步 ……………………………………………………………………………… 132
慢跑 ……………………………………………………………………………… 133
游泳 ……………………………………………………………………………… 133
瑜伽 ……………………………………………………………………………… 133
太极拳 …………………………………………………………………………… 134
气功 ……………………………………………………………………………… 134

part 1 了解高血压基础常识

在讲述高血压时，我们经常提到"三高"和"三低"。三高是指患病率高、致残率高、死亡率高；三低是指知晓率低、服药率低、控制率低。

虽然高血压严重威胁着人们的健康，但是国内外许多成功的经验告诉我们，高血压是可防可治的。有研究资料证明，采取健康的生活方式可使高血压的发病率减少55%；对高血压及时而合理的治疗，可使高血压的严重并发症的发生率再减少50%。这就是说，75%的高血压及其并发症是可以预防和控制的，关键在于人人都应自觉地提高自我保健意识，严格控制自身的行为方式，注意饮食调养以及认真配合医生治疗。

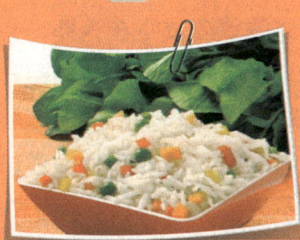
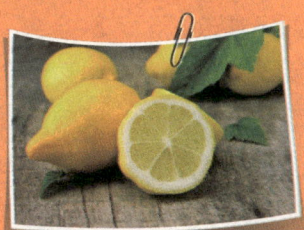
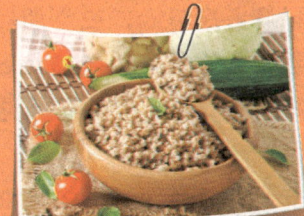

解读高血压

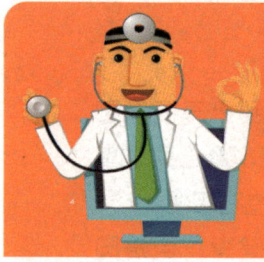

对于高血压,许多人仅仅知道是血压升高了,其他的了解甚少。本节帮助您全面认识高血压的概念和危害,有的放矢、对症治疗,轻松甩掉笼罩全身的压力。

高血压的概念

高血压是指收缩压(SBP)和/或舒张压(DBP)升高的临床综合征。

医学调查表明,血压有个体和性别的差异。一般说来,肥胖的人血压稍高于中等体格的人,女性在更年期前的血压比同龄男性略低,更年期后动脉血压有较明显的升高。人群的动脉血压都随年龄增长而升高,很难在正常与偏高间划一明确的界限。

按照目前国内采用的高血压诊断标准,规定SBP≥140毫米汞柱或DBP≥90毫米汞柱为高血压。

高血压的危害

高血压对全身健康都有一定影响,其中,脑部、心脏、主动脉、肾脏和眼底是受影响最大的部位。

脑部: 高血压造成血管阻塞,当阻塞发生在脑部,会导致脑卒中,如脑血栓与脑栓塞。当破裂效应发生在脑部,会导致出血性卒中,这是较少见的脑卒中。当破裂的血管主要在脑组织内、接近脑部表面血管,为脑内出血,患者会失去意识,或发展成半身不遂。当破裂血管位于蛛网膜下腔的脑血管,血液会大量流出并累积在蛛网膜下隙,造成蛛网膜下隙出血,患者会剧烈头痛。

心脏：高血压对血管造成的强大压力，会让血管弹性降低、变硬、管径变窄，不利于血液的输送。为了让血液能顺利送往全身，心脏只好更用力收缩，长期下来，左心室会变肥大。当血管病变发生在冠状动脉时，会引发缺血性心脏病（狭心症），如心绞痛、心肌梗死。

主动脉：高血压易促使血管硬化，造成动脉壁的坏死。主动脉剥离就是因为血管内层及中层受不了压力造成血管破裂，血液冲向内、中层间进行撕裂，造成血管剥离的现象；发生时会产生剧烈的疼痛，疼痛部位和发生部位有关。

肾脏：当肾脏内的微血管承受不住过高的血压就会发生破裂，会影响器官组织运作，降低肾脏的功能，若不加以控制，可能会导致肾衰竭。此外，血管的病变也会造成肾功能不全等。

眼底：高血压对眼睛所造成的并发症来自于血管病变。当视网膜上的血管系统发生病变，无法提供足够的养分让眼睛维持正常功能，眼底并发症便会产生，如眼动脉硬化、痉挛、眼底出血或渗出液、视乳突水肿等。

高血压"青睐"的人群

高血压和其他病症一样，也有易发人群。大量的临床数据显示，男性、年龄大者、直系亲属中有高血压患者的人、肥胖者、压力过大者、常食含盐多的食物者、饮酒量多者、吸烟者、便秘患者都是高血压"青睐"的人群。

高血压的早期症状

高血压的常见症状有：头晕、头痛、烦躁、心悸、失眠、注意力不集中、记忆力减退、肢体麻木等。高血压早期多无症状或症状不明显，偶尔在体检时发现。

此外，高血压患者还常有肢体麻木，常见手指、足趾麻木，皮肤有蚁行感，颈部及背部肌肉紧张、酸痛。

高血压病患者黄金膳食原则

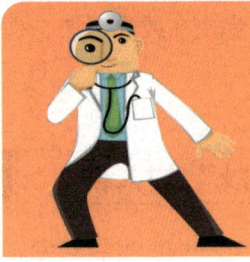

所谓"民以食为天",高血压患者在降血压的漫长道路上,要牢记日常饮食原则,并严格遵守,合理摄取营养素,以实现饮食辅助治疗高血压的最佳效果。

规律饮食,少盐、少油

高血压患者要合理调整饮食结构,做到饮食规律,三餐定时定量,细嚼慢咽;不暴饮暴食;少吃零食;也不可过度饥饿或是过度饱食。高血压患者每餐的食物可选择体积大、能量低、含膳食纤维多的营养密集型食物,容易让人产生饱足感,因而可控制每餐能量摄入,避免饱餐后患者的血管舒张调节功能降低,引起血压波动。

高血压患者的饮食宜清淡,在制作食品的过程中应该控制好油、盐等调味品的用量。动物油中含有较高的饱和脂肪酸和胆固醇,会使人体器官加速衰老,促使血管硬化,进而引起冠心病、脑卒中等。过多摄入盐是导致高血压的重要"元凶"。实验证明,对于早期的或轻型的高血压患者,单纯限制食盐的摄入就有可能

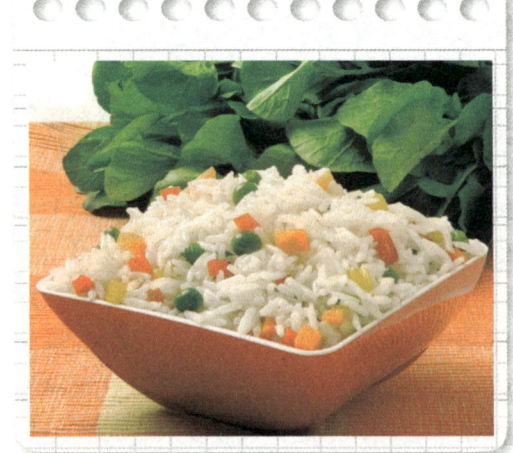

使血压恢复正常。对于中、高度高血压患者来说，限制食盐的摄入量，不仅可以提高降压药物的疗效，而且可减少药物使用剂量。常见的加工食品如火腿、腌肉、蜜饯、沙茶酱等，大多含钠盐较高，患者常吃这些加工食品不利于血压的控制。

合理摄入蛋白质

我们饮食的目的是从食物中摄取均衡的各大营养素，以满足身体各种生理反应和活动的需要，而合理均衡地摄取蛋白质则是降低血压的关键。

蛋白质能提供能量4千卡/克，占人体体重的15%～20%，用来供应肌肉、血液、皮肤和许多其他的身体器官能量所需，增强免疫力，抵抗细菌和感染，调节人体内的水分平衡，维持体液，帮助伤口愈合，同时还有增强体力、精力和记忆力的作用。

蛋白质的主要来源为鱼禽肉蛋中所含的动物蛋白质和蔬菜、谷物、豆类中所含的植物蛋白质。

缺乏蛋白质时容易出现免疫力低下、易疲劳、消瘦、水肿、神情呆滞、胎儿发育迟缓等症状。通过饮食来调节身体时，应尽量多吃植物性蛋白质。一般高血压患者每日每千克体重应摄入蛋白质1克，但是病情控制不好或消瘦者，可将每日摄入的蛋白质增至1.2～1.5克。如果患者的体重为60千克，那么每日需摄取60克蛋白质或70～90克蛋白质。这些蛋白质中，1/3应该来自优质蛋白，如牛奶、鸡蛋、猪的精瘦肉、各种大豆制品等。

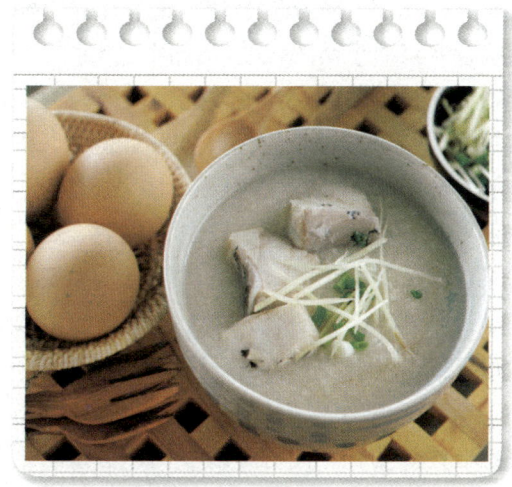

适当摄入九大降压营养素

维生素C：它能将胆固醇氧化，变成胆酸排出，血液中的胆固醇一旦减少，就能降低动脉硬化的概率。血流畅通、血管健康，血压自然能获得良好的控制。其主要的食物来源为绿色蔬菜、包菜、芥蓝、青椒、西红柿、橘子、柠檬、橙子、草莓、樱桃、猕猴桃、葡萄柚等。建议成人每日摄入60毫克（约1个葡萄柚）。

钾：过多的钠会造成水分滞留，进而产生水肿、血液量上升、血压升高等症状，钾有助于钠的代谢与排出，因此具有调节血压的功能。其主要的食物来源为胚芽米、糙米、杨桃、香蕉、桃子、橙子、柑橘、番石榴、榴莲、番荔枝、柚子、桂圆、猕猴桃、南瓜、茼蒿、川七、菠菜、空心菜、龙须菜、包菜、韭菜、胡萝卜、香菇、金针菇、黄豆、杏仁、咖啡、茶。建议成人每日摄入2000毫克（4~5根香蕉）。

钙：血液中的钙具有降低血脂、防止血栓的功能，同时可以强化、扩张动脉血管，达到降低血压的作用。其主要的食物来源为芹菜、花椰菜、甘蓝菜、芥蓝、紫菜、黄豆、豆腐、牛奶、优酪乳、小鱼干、虾米。建议成人每日摄入钙800毫克（约800克牛奶）。

镁：镁是维持心脏正常运作的重要元素，能辅助心脏顺利收缩、跳动，将血液运送至全身。其主要的食物来源为小麦胚芽、燕麦、糙米、紫菜、海带、花生、核桃、杏仁、牛奶、黄豆、鲑鱼、鲤鱼、鳕鱼、绿色蔬菜、大蒜、无花果、柠檬、苹

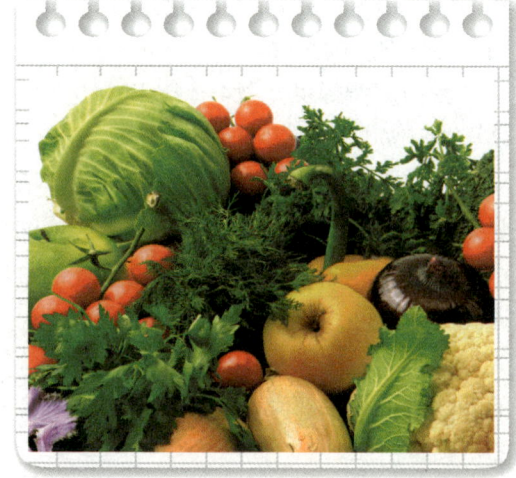

果、香蕉、葡萄柚。建议成年男性每日摄入镁360毫克（约150克花生），成年女性每日摄入镁315毫克（约140克花生）。

硒：硒能使血管扩张，预防动脉硬化。其主要的食物来源为小麦胚芽、糙米、燕麦、大蒜、洋葱、南瓜、动物内脏、瘦肉、海鲜。建议成年男性每日摄入硒70毫克，成年女性每日摄入硒50毫克。

膳食纤维：水溶性膳食纤维能降低胆固醇的功效，可预防动脉硬化与高血压。非水溶性的膳食纤维则能抑制脂肪与钠的吸收，有降低血压的作用。其主要的食物来源为豆类、蔬菜类、海藻类、水果类、全谷类。建议成人每日摄入膳食纤维25～35克。

黄酮：黄酮有高抗氧化力，能避免胆固醇氧化而导致的动脉硬化，同时具备抗血栓、扩张血管、加强血管壁弹性等功能，可使血液流通顺畅，达到调节血压的作用。其主要的食物来源为胡萝卜、花椰菜、洋葱、黄豆、橙子、西红柿、橘子、柠檬、草莓、苹果、葡萄、红酒、红茶、银杏。

胆碱：胆碱就是维生素B_4，可以代谢脂肪、分解血液中的同型半胱氨酸，借此保护血管健康，预防动脉硬化，降低血压。其主要的食物来源为全谷类、包菜、花椰菜、动物内脏、牛肉、蛋黄、豆类、乳制品、各种坚果、酵母菌。建议成人每日摄入胆碱550毫克。

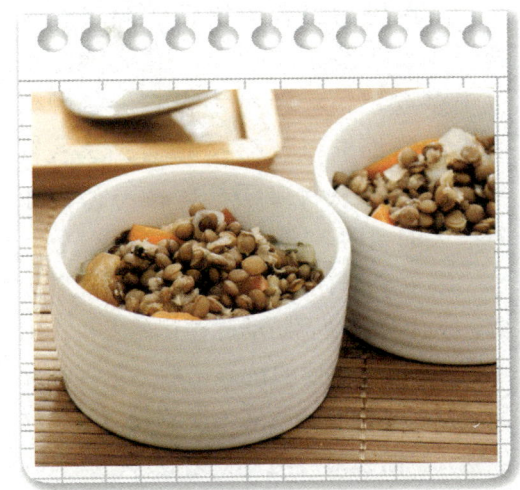

烟酸：烟酸就是维生素B_3，具有降低胆固醇与三酰甘油的功能，同时可以扩张血管、促进血液循环，对降低血压也很有帮助。其主要的食物来源为糙米、小麦

胚芽、香菇、芝麻、花生、酵母、动物内脏、牛肉、猪肉、鸡肉、乳制品、绿豆、鱼类、紫菜。建议成人每日摄入烟碱酸15毫克（约120克猪肝）。

蔬果粗粮不可少

高血压病患者的饮食，除了要少盐、少油、少加工以外，还要多吃蔬果、多吃粗粮。蔬果中含有大量的维生素、纤维素以及微量元素，这些营养元素对于控制血压、保持身体健康有很大的帮助。

维生素C有助于排出体内多余的胆固醇，从而有效地预防动脉硬化的发生；维生素E是人体重要的抗氧化剂，可保护细胞膜及多不饱和脂肪酸不被氧化，保护红细胞，预防血液凝结及强化血管壁，尤其适合合并有冠心病及脑供血不足的高血压患者；水果中的镁不仅能预防高血压病的发生，还能治疗高血压病。蔬菜中含钠盐极少，含钾盐较多，钾可起到一定的降压作用，因此多吃蔬菜还有降低血压的作用。粗粮中含有的膳食纤维可以减少肠道对胆固醇的吸收，促进胆汁的排泄，降低血液中的胆固醇水平，有效预防冠心病和胆石症的发生；膳食纤维还有增加饱腹感、通便润肠、解毒防癌、增强抗病能力的功用。

另外，美国一项长达12年的研究表明，多食粗粮还可以降低患缺血性卒中的危险，因此，心脑血管疾病患者在日常饮食中应该多食蔬果粗粮。

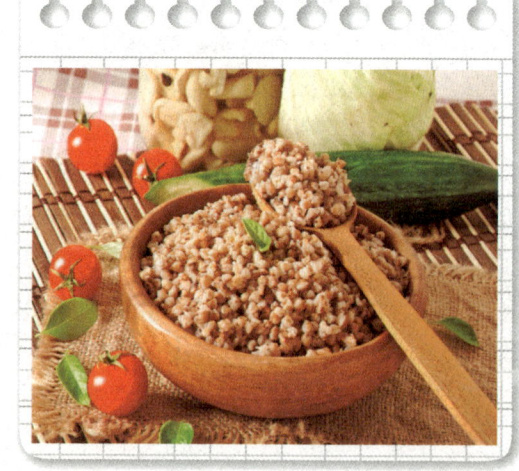

限制饮酒

高血压患者是可以适当饮酒的,因为少量饮酒(尤其是红酒)可以起到活血化瘀的作用。但是如果不把握好度,大量饮酒【每日摄入超过30克酒精即为过量,酒精量(克)=饮酒量(克)×含酒精浓度(%)×0.8(酒精密度)】,特别是长期酗酒会使血液黏稠度增加,血压升高,因为高血压患者血管弹性小,容易发生出血性卒中。

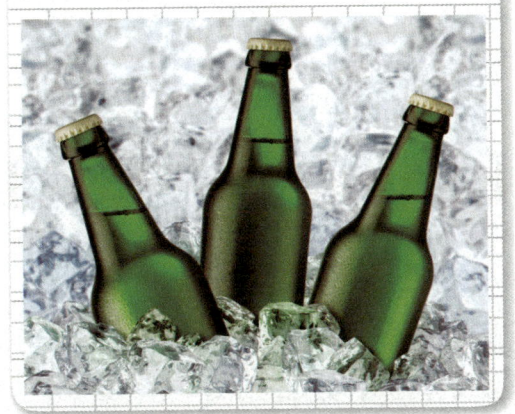

因此,对于高血压患者来说,酒小喝怡情,大喝伤身。把握住"度"的时候,酒就是朋友,可调节血压;而一旦过度,酒就成为敌人,引发各种不适症状,患者要尤其注意。

严格控制热量摄入

正常情况下,人体的热量需要与食欲相适应,当正常食欲得到满足时,其热量需要一般也可满足,体重可维持不变;假如热量供给过多,就会导致体重增加。单从这方面来讲,高血压患者就不应该忽视日常饮食中对热量摄入的控制。另外,有研究表明,患心血管疾病的人以任意进食动物脂肪者居多,作为已患有高血压或者具有发生高血压病倾向的人,其体内的脂肪组织本来就逐渐增加,而其他活动性组织则相应减少,整个机体的代谢水平降低,加上多数高血压患者都年龄偏高、活动量少,消耗的热量也相对减少,因此,高血压患者应该注意控制热量的摄入。

高血压病患者四季调理要点

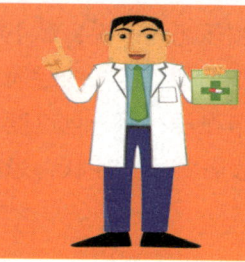

春、夏、秋、冬四个季节各有不同,春季万物丛生、夏季炎热湿重、秋季风高物燥、冬季严寒萧条,高血压患者的饮食调理也要根据季节的不同来调整,以求达到最好的调理效果。

高血压病患者春季调理要点

春季是一年的开始,天气逐渐转暖,整个自然界生机盎然,气温变化较大,早晚和中午的温差较大。在春季我们要改变早睡晚起、畏寒恋暖、深居简出的冬季起居习惯。在初春阳气初发之际,应多做室外活动,让身体在春光中最大限度地汲取大自然的活力。清晨是一天中阳气始发之时,晨运可调神养性,练气保精,是春季养生的一大法宝。春季养生应尤为注意防风御寒,衣服不能顿减,以防流感、支气管炎、肺炎等病的发生。

从季节和脏腑的关系上说,春季和肝的关系密切。肝为风木之脏,应于青色,为刚脏,肝气旺往往乘脾犯胃等,除了本身病以外往往连及他脏,而这段时期也是高血压病的高发期或活跃期。高血压患者在这一时期的预防和治疗是非常必要的,其中饮食调养很重要,应以清淡可口为主,忌食肥甘厚味和生冷油腻,多食用新鲜的、应季的蔬菜,如春笋、菠菜、油菜等,少食辛辣等刺激性食品。

高血压病患者夏季调理要点

夏季是人体心火旺、肺气衰的季节,人应晚睡早起,顺应自然保养阳气。夏季应适当午睡,以保持充分的精力。最好清晨或傍晚进行锻炼,此时可选择如散步、慢跑、游泳等锻炼方式。由于气温较高，居住环境应保证通风凉爽。

夏天的气候特点是炎热，往往酷暑难耐。同时由于雨水较多而湿重，故易形成湿热蕴蒸。夏季人的消化功能减弱，对高血压患者来说饮食应清淡爽口，少吃油腻之品，多食易消化的食物，多食新鲜蔬菜和水果，适当多吃酸味或辛香的食物以增强食欲，以清热消暑为原则。切忌贪食冷饮及暴饮暴食，注意饮食卫生，预防传染病，不食用腐败变质的食物。

高血压病患者秋季调理要点

秋天天高气爽，大地呈现一片收获的景象，但是秋风萧瑟，秋风过后，寒气又至，燥为秋之主气，人的情绪不太稳定，心情烦躁，也易于悲愁伤感，很容易造成血压不稳的情况。因此，人们要保持神志平安，减缓秋季肃杀之气对人体的影响。在起居方面应早睡早起，要遵循春捂秋冻的养生原则，衣服不可顿减顿增，增强身体功能。晚秋是一年当中老年人最易得病的时期之一，容易伤风感冒，旧病复发。高血压患者在此季节应当适当调整情绪，饮食上以清淡滋润为主，尽可能少食葱、姜、蒜、椒，宜食用多汁多浆富含维生素的酸甘之品，如银耳、百合、大枣、桂圆、莲子等，也可以多食用一些银耳冰糖粥、百合莲子粥等温性食品。

高血压病患者冬季调理要点

冬季阳气潜藏，阴气盛极，应遵循自然规律、避寒就温、敛阳护阴，保持人体内外相对平衡，养精蓄锐，促进身体健康。冬季以封藏而不外泄为原则，高血压患者饮食应以富于营养的食物为主。

冬日进补是我国几千年来传统的养生方法，可选择牛肉、羊肉、狗肉、蛇肉，以补虚益气，暖胃滋阴。需要注意的是，对人参、阿胶、鹿茸及各种药酒切勿滥用，否则会对高血压病患者的身体造成不良后果。

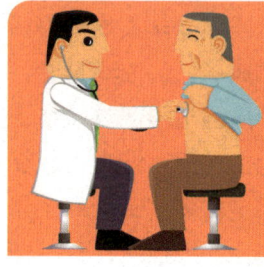

高血压病特殊人群的饮食调养

老年人、妊娠女性和儿童是高血压的三大特殊人群，他们由于身体状况的不同，饮食调养的方法也不一样。下面为您详细介绍这三类人群的饮食调养要点，希望能对您有所帮助。

老年高血压病患者的饮食调养

高血压是老年常见的疾病之一，随着人均寿命的延长，老年人日益增多，老年高血压病患者也相继增多，高血压是导致冠心病和脑血管病的主要危险因素，因此，老年高血压病患者的饮食调养至关重要。

（1）限制钠盐。老年高血压病患者对饮食中的盐比其他人群更敏感，每天摄入5克以下盐是必要的，严重时应控制在3克以下；用盐腌制的食物如酱菜、腐乳、咸鱼、腊肉、腊肠等不宜吃。

（2）戒烟，节制饮酒，适量饮茶。戒烟可有效预防多种并发疾病；过度饮酒会增加脑卒中的危险，大量饮酒者，可能在突然戒酒后出现血压升高，故应节制；适量清淡饮茶对老年高血压患者有益无害。

（3）饮食结构调整。老年高血压病患者要控制主食及脂肪的摄入量，尽量少食或不食甜饮料、油炸食品、糖果、糕点等高热量食品；烹调菜肴时减少用盐量，尽量少吃盐腌食品；忌吃过饱，不利于消化；忌吃辛辣、刺激、油腻的食物及高胆固醇食物，如辣椒、芥末、浓茶、咖啡、肥肉、动物内脏、鱼子等；应该多吃水果和蔬菜，尤其是深色蔬菜，其中含丰富的钾盐，可阻止血压升高，有利于对血压的控制；适当增加如海带、紫菜、海产鱼类等海产品的摄入。

妊娠高血压病患者的饮食调养

妊娠高血压病患者的膳食注意要点始终是围绕着有利于消肿、降压、增加蛋白质和通便这几个原则而展开的。

（1）控制食盐的用量。菜肴要清淡，食盐每天限制在2克左右。如果患者水肿严重，尿量过少，可采用无盐饮食，除了烹调时不加食盐外，各种含盐食物，如咸菜、火腿、海带、咸肉等都不宜食用。

（2）控制水分摄入，每天饮水量不超过1 000毫升，包括茶水、汤汁等。

（3）按照每日每千克体重摄入2～3克的原则来补充蛋白质。最好能多选择一些优质的动物蛋白质，如乳类、鱼虾类等。

（4）妊娠高血压病患者要多吃蔬菜和水果，因为它们中含有较多的维生素C，尤其是西红柿、橘子、鲜枣等。具有利尿作用的食物也要适当吃，如冬瓜、绿豆等。

（5）如果患者在怀孕前就有高血压史，还应避免食用高胆固醇食物，如鱼子、鱿鱼、脑髓、肥肉和动物内脏等。

儿童高血压病患者的饮食调养

预防高血压应从儿童期做起，预防的目的是减少高血压的发病率，降低血压以减少或避免脏器受累，提高生活质量。预防应采用综合措施，对血压偏高的儿童，有阳性家族史者及肥胖儿应作为重点预防对象，定期测量血压。

（1）饮食上要在保证儿童正常生长发育需要的基础上，控制能量摄入，避免超重。日常饮食避免过多高脂高胆固醇食物，增加不饱和脂肪酸的摄入。

（2）增加钾、钙、镁、锌等矿物质的摄入量。蔬菜和水果是钾最好的食物来源，儿童高血压患者要常吃。钙的摄入量保证在800～1 500毫克；每天每千克体重应补充镁8毫克；每天应补充锌50～200毫克。

（3）每天食盐摄入量限制在2～2.5克。保证摄入足够的优质蛋白质。

（4）多吃蔬菜和水果，补充多种营养素，如西红柿、胡萝卜、芹菜、马蹄、黄瓜、芦笋、海带、香蕉、木耳等。

高血压病患者忌吃食物

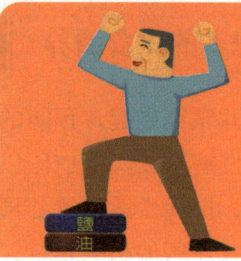

高血压病患者过量摄入钠、热量和饱和脂肪酸对于疾病的恢复非常不利。下面我们为您列出了20种高血压患者需要忌吃的食物,并且说明了其不能吃的特殊原因。

猪肥肉

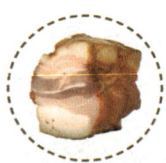

(1)猪肥肉中的脂肪含量及热量很高,不利于体重的控制,容易诱发肥胖,不利于高血压病情的控制。

(2)肥肉中的饱和脂肪酸可与胆固醇结合沉淀于血管壁,诱发高血压并发症。

猪脑

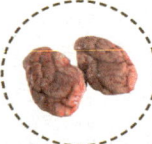

(1)猪脑中胆固醇含量极高,患有高胆固醇血症、高血压的人忌食。

(2)猪脑性寒,脾胃功能较弱的高血压患者食用易引起腹泻。

猪大肠

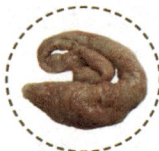

(1)猪大肠的脂肪含量较高,高血压患者食用后容易导致肥胖。

(2)猪大肠性寒,高血压患者的脾胃功能较弱,不宜食用。

羊肝

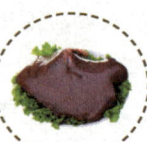

(1)肥羊肝的热量较高,不利于体重的控制。

(2)羊肝的烹调方法多用油炸或扒烤,吃这样的羊肝摄入的热量更高,高血压患者应忌食。

炸鸡

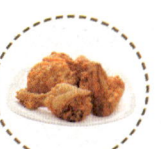

（1）炸鸡的热量很高，高血压患者食用后不利于体重的控制。

（2）炸鸡的蛋白质含量较高，且属于动物性蛋白质，高血压患者多食可能引起血压波动，不利于病情。

（3）炸鸡的胆固醇含量很高，高血压患者多食易引起冠心病。

（4）炸鸡含钠量极高，渗透压的改变使钠、水潴留，从而使血容量增加、回心血量增加，使血压升高，甚至引发心脏病。

烤鸭

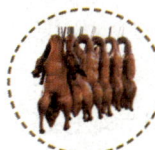

（1）烤鸭中的热量和脂肪含量均很高，高血压患者食用不利于病情的控制。

（2）有部分烤鸭在不规范的制作过程中可能产生可致癌的亚硝酸盐物质，对高血压患者的病情不利。

腊肉

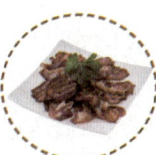

（1）腊肉中肥肉比例高，热量极高，脂肪含量也很高，食用后不利于体重的控制，高血压患者尤其是合并有肥胖者不宜吃。

（2）腊肉的蛋白质含量较高，且为动物性蛋白质，高血压患者不宜多食。

（3）腊肉中的钠含量很高，高血压患者食用后，可发生水、钠在体内的潴留，从而使血容量增加，血压升高，对高血压病情不利。

鹅蛋

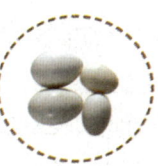

（1）鹅蛋的热量较高，过量的热量摄入可在体内转化为脂肪堆积，不利于高血压患者体重的控制。

（2）鹅蛋中胆固醇含量很高，如摄入过多容易引起高胆固醇血症。

熏肉

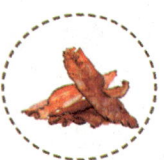

（1）熏肉的热量很高，食用后可引起肥胖，不利于体重的控制，高血压患者不宜吃。

（2）熏肉的脂肪含量很高，大量的脂肪摄入可能引发卒中、心血管疾病、动脉粥样硬化等并发症。

（3）熏肉在制作过程中加入了很多盐腌渍，大量摄入可引起血压升高，且熏肉在制作过程中可能产生致癌的亚硝酸盐，对高血压病情不利。

咸鸭蛋

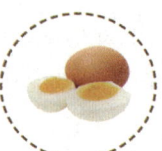

（1）咸鸭蛋的热量较高，多食不利于高血压患者体重的控制。

（2）咸鸭蛋中的胆固醇含量极高，过多的胆固醇沉积于血管内皮，可形成脂斑，进而使动脉管腔狭窄，血压升高，甚至引发冠心病。

（3）咸鸭蛋中的钠元素含量比较高，而人体摄入过量的钠，可能会发生水、钠的潴留，增加血容量，从而使血压升高，甚至引发心脏病。

蟹黄

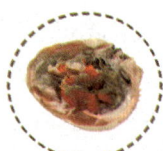

（1）蟹黄中含胆固醇的量非常高，可使血压升高。

（2）过量的胆固醇堆积在血管内皮下，还可形成脂斑，甚至引发冠状动脉粥样硬化等，对于高血压患者十分不利。

鱼子

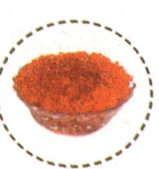

（1）鱼子的胆固醇含量很高，低密度胆固醇在血管内皮的堆积可导致管腔变窄，从而使血压升高。

（2）鱼子虽小，但很难煮透，食后也很难消化，肠胃虚弱的高血压患者要忌吃。

薯片

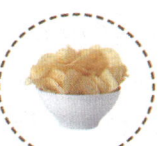

（1）薯片属于高热量的食物，食用后容易使人发胖，不利于病情的控制。

（2）薯片的脂肪含量很高，高血压患者过多食用可使血中胆固醇与脂肪含量升高，从而产生高血脂。

（3）薯片中含有致癌物丙烯酰胺，过量食用使丙烯酰胺大量堆积，加大了高血压患者患癌症的风险。

巧克力

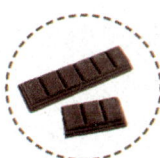

巧克力是高糖、高脂、高热量的食物，易导致肥胖，医学界将超重和肥胖确认为高血压发病的重要原因之一，虽然并非所有肥胖者都有高血压，但总体上来说，体重越重，平均血压也越高，而且肥胖也和高血压一样，是引发心脑血管病的一个危险因素。所以，高血压患者不宜食用巧克力。

方便面

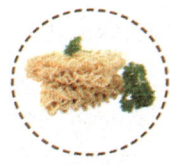

（1）方便面是一种高热量、高脂肪、高碳水化合物的食物，所以高血压患者不宜食用。

（2）方便面在制作过程中大量使用棕榈油，其含有的饱和脂肪酸可加速动脉硬化的形成，且方便面含钠量极高，食用后可升高血压，高血压患者应忌食。

冰激凌

（1）冰激凌的热量及脂肪含量均较高，多食不利于体重的控制，且冰激凌温度很低，进入胃肠后会刺激胃，使血管收缩，血压升高，加重病情。

（2）冰激凌含有的反式脂肪酸会降低高密度脂蛋白胆固醇，同时升高低密度脂蛋白胆固醇，增加患冠心病的风险。

猪油

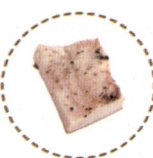

（1）猪油是动物油中热量比较高的一种,经常吃用猪油做成的菜或点心,很容易使人发胖,不利于高血压患者体重的控制,肥胖型的高血压患者尤其要忌食。

（2）猪肉中的饱和脂肪酸和胆固醇含量均很高,高血压患者食用后,增加了患动脉硬化等心脑血管并发症的风险。

黄油

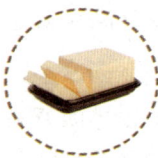

（1）黄油的主要成分是脂肪,每100克黄油的脂肪含量为98克,所以其热量极高,高血压患者尤其是肥胖型的高血压患者不宜食用。

（2）黄油中饱和脂肪酸和胆固醇的含量很高,容易引发动脉硬化等并发症,高血压患者不宜食用。

芥末

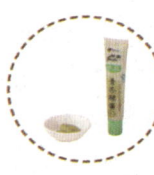

（1）芥末的热量和碳水化合物含量都比较高,而且芥末还能刺激胃液和唾液的分泌,起到增进食欲的作用,也会让人不自觉地进食更多的食物,从而引发肥胖。

（2）芥末具有催泪性的强烈刺激性辣味,食用后可使人心跳加快、血压升高,高血压患者须谨慎食用。

咖喱

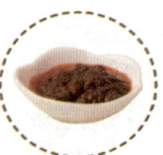

（1）咖喱的碳水化合物含量较高,且能促进唾液和胃液的分泌,增加胃肠蠕动,增进食欲,高血压患者不宜食用。

（2）咖喱是具有辛辣刺激性的调料,食用后可使血压升高、心跳加快,不利于高血压病情的控制。

part 2 吃对食物降血压

药食同源,很多食物也能起到配合治疗的积极作用。高血压患者除了每天定时定点服用降压药外,多吃一些降压食品也有很好的保健作用。在日常生活中,能吃哪些食物?怎么吃?是高血压患者最关心的问题,本章挑选了45种对高血压患者有益的食物,介绍了每种食物的适用量、每100克食物的基础营养素含量、降压原理、应用指南及对应的食谱。读者可通过扫描二维码,直观地看到烹调方法,让你一看就懂、一学就会,选择合适的食物为自己的健康保驾护航。

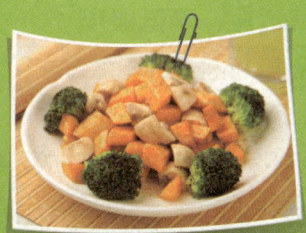
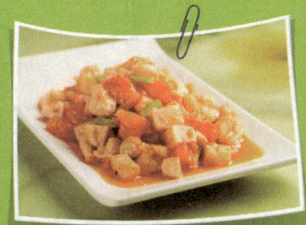
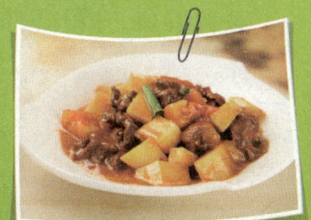

黑豆

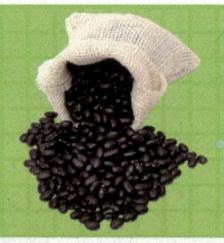

【每日适宜用量】 30克

- 热量：381千卡
- 碳水化合物：33.6克
- 蛋白质：36克
- 脂肪：15.9克

降压原理

黑豆含有的不饱和脂肪酸可以降低血中的胆固醇和三酰甘油，提高血液中高密度脂蛋白胆固醇的含量，降低血液黏稠度，改善血液微循环，从而降血压、降血脂、减少动脉粥样硬化斑块形成。常吃黑豆能够软化血管、滋润皮肤，特别是对于同时患有高脂血症、冠心病、动脉粥样硬化等疾病的高血压患者，有很好的调理保健作用。

应用指南

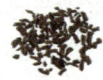 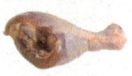 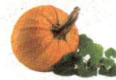 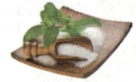

巴戟天　　黑豆　　鸡腿　　　　南瓜　　黑豆　　白糖

补肾养血、降压降脂

材料： 巴戟天15克，黑豆100克，鸡腿1只，胡椒粒15克

材料： 盐1小匙

做法： 鸡腿洗净剁块，放入沸水中氽烫后捞起冲净；黑豆淘净，和鸡腿、巴戟天、胡椒粒一起放入锅里，加水至盖过材料，大火煮开，转小火续炖40分钟，加盐调味即可。

益气活血、降低血压

材料： 南瓜50克，黑豆200克

材料： 白糖10克

做法： 将黑豆洗净、泡水8小时，放入果汁机搅打成汁，倒入锅煮沸，即成黑豆浆；南瓜削皮洗净，用挖球器挖成圆球，放入滚水煮熟，捞起沥干。南瓜球、黑豆浆装杯，加白糖即可。

黑豆莲藕鸡汤

材料： 水发黑豆100克，鸡肉300克，莲藕180克，姜片少许

调料： 盐、鸡粉各少许，料酒5毫升

做法

①将洗净去皮的莲藕切丁；洗好的鸡肉斩小块，入开水锅中汆煮后捞出。②砂锅中注入清水烧开，放入姜片、鸡块、黑豆、藕丁，淋入少许料酒，煮沸后用小火炖煮至食材熟透。③加入盐、鸡粉调味即可。

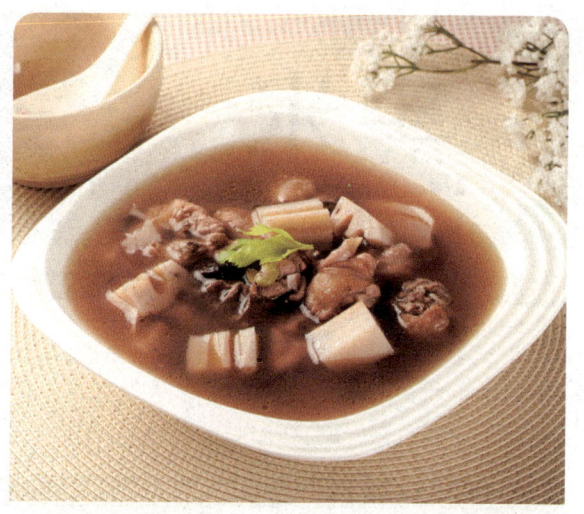

松仁黑豆豆浆

材料： 水发黑豆100克，松仁50克

调料： 白糖适量

做法

①取榨汁机，注入适量清水，放入洗净的黑豆，搅拌至黑豆成细末状，倒出搅拌好的材料，用滤网滤取豆汁，待用。②倒入松仁，再倒入豆汁，搅拌至呈糊状，倒入碗中，即成生豆浆。③汤锅置旺火上，倒入生豆浆煮沸，撒入白糖拌匀即可。

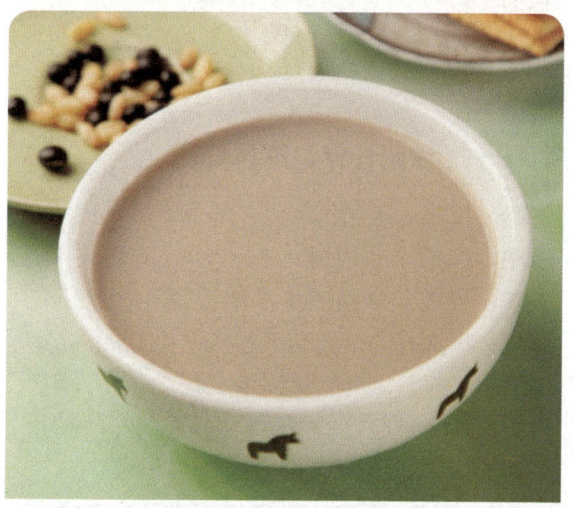

黑米

【每日适宜用量】 50克

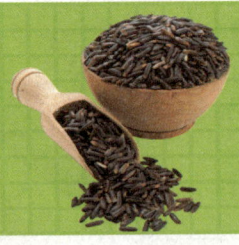

- 热量：333千卡
- 碳水化合物：72.2克
- 蛋白质：9.4克
- 脂肪：2.5克

降压原理

黑米中的钾、镁等矿物质有利于控制血压、减少患心脑血管疾病的风险；所含的黄酮类活性物质，能维持血管正常渗透压，减轻血管脆性，预防血管破裂及动脉硬化等症，对高血压患者有很好的食疗作用。

应用指南

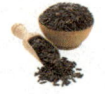 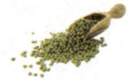 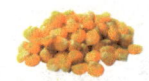

黑米　　绿豆　　鲜玉米粒

滋阴补肾、解暑降压

材料：黑米、绿豆各50克，鲜玉米粒90克

做法：取一个干净碗，把准备好的食材装入碗中，放入适量清水，清洗1遍，用滤网滤过；将洗好的杂粮装入另一碗中，加入适量清水，放入烧开的蒸锅中，盖上盖子，用中火蒸40分钟至食材熟透；揭盖，把蒸好的杂粮饭取出即可。

 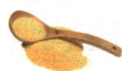 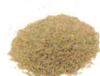

黑米　　玉米粉　　酵母

健脾开胃、降压消食

材料：黑米100克，玉米粉90克，酵母5克

调料：盐1克

做法：把黑米磨成粉，倒入碗中，加入玉米粉和酵母，加盐和少许温水，揉搓成面团。取蒸盘，刷上一层食用油，将面团制成小窝头生坯，装于蒸盘上，放入水温为30℃的蒸锅中，发酵20分钟，再用大火蒸10分钟即可。

百合黑米粥

材料： 水发大米120克，水发黑米65克，鲜百合40克

调料： 盐2克

做法

① 砂锅中注入适量清水烧热，倒入备好的大米、黑米，放入洗好的百合，拌匀。② 盖上盖，烧开后用小火煮约40分钟至熟。③ 揭开盖，放入盐，拌匀，煮至粥入味即可。

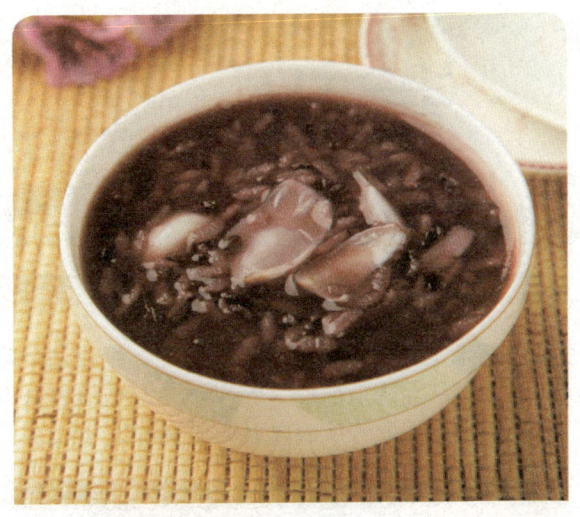

黑米红豆粥

材料： 水发黑米120克，水发大米150克，水发红豆50克

做法

① 砂锅中注入适量清水，用大火烧开，倒入洗好的红豆、黑米，放入洗净的大米，用勺搅拌均匀。② 盖上盖，大火烧开后用小火煮约40分钟至食材熟透。③ 揭盖，搅拌片刻，关火后盛出煮好的粥，装入碗中即可。

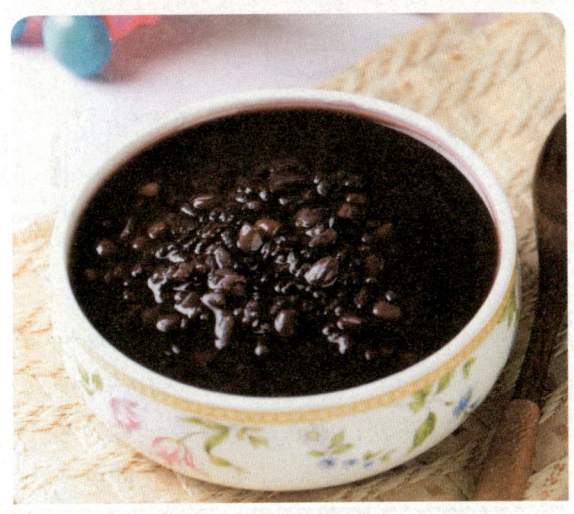

薏米

【每日适宜用量】50~100克

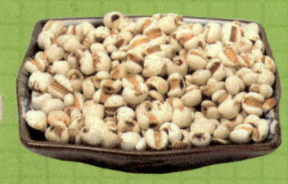

- 热量：357千卡
- 碳水化合物：71.1克
- 蛋白质：12.8克
- 脂肪：3.3克

降压原理

薏米是五谷中含纤维素最多的，经常适量吃些薏米，能够扩张血管、降低外周血液循环阻力，从而降低血压，特别适合高血压合并糖尿病、高脂血症的患者食用，还能有效预防脑卒中、心血管疾病以及心脏病的发生。

应用指南

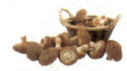 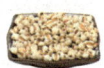 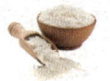 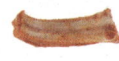 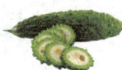 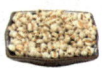

香菇　　薏米　　大米　　　　排骨段　　苦瓜　　薏米

健脾祛湿、降压降脂

材料：香菇35克，水发薏米60克，水发大米85克，葱花少许

调料：盐、鸡粉各适量

做法：洗净的香菇切丁，装入碟中。砂锅中注水烧开，放入薏米、大米，烧开后用小火煮至食材熟软；放入香菇，煮至食材熟烂；放入盐、鸡粉调味，再放上葱花即可。

清热消暑、降压生津

材料：排骨段200克，苦瓜100克，水发薏米90克，姜片10克

调料：盐、鸡粉各适量

做法：将苦瓜洗净去瓤，切段。排骨段汆水捞出；砂锅中注水烧开，放入排骨段、姜片、薏米，煮至排骨七成熟；倒入苦瓜续煮至全部食材熟透；加盐、鸡粉煮入味即可。

薏米炖冬瓜

材料： 冬瓜230克，薏米60克，姜片、葱段各少许

调料： 盐2克，鸡粉2克

做法

① 将洗好的冬瓜去瓤，切成小块，备用。② 砂锅中注水烧热，倒入备好的冬瓜、薏米，撒上姜片、葱段。③ 盖上盖，烧开后用小火煮约30分钟至熟；揭盖，加入盐、鸡粉拌匀；关火后盛出即可。

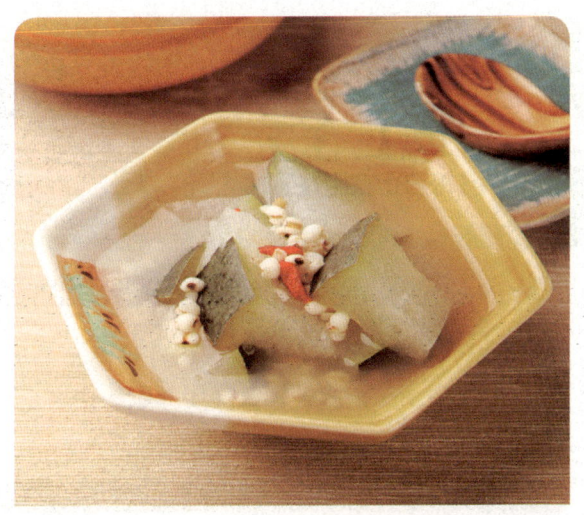

佛手薏米粥

材料： 佛手8克，水发薏米80克，水发大米180克

调料： 盐3克

做法

① 砂锅中注入适量清水烧开，倒入洗好的大米，搅散。② 加入洗净的薏米、佛手，搅拌匀；盖上盖，用小火炖40分钟，至食材熟透。③ 揭开盖，加入少许盐调味，搅拌匀，略煮片刻至其入味即可。

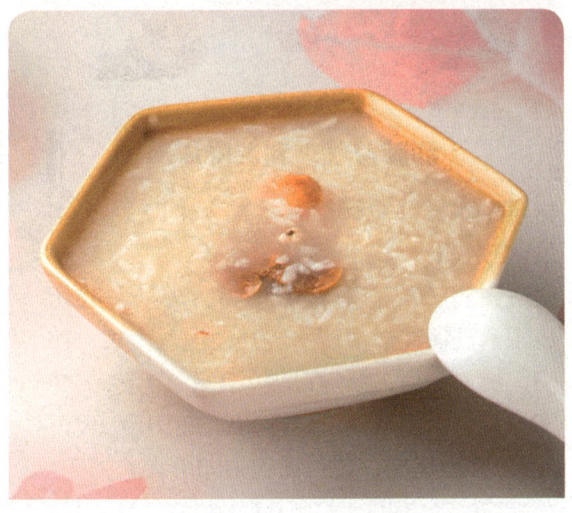

红豆

【每日适宜用量】 30克

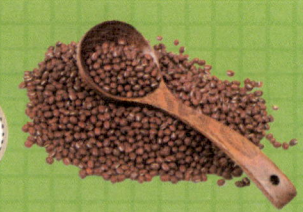

- 热量：309千卡
- 碳水化合物：63.4克
- 蛋白质：20.2克
- 脂肪：0.6克

降压原理

红豆含有叶酸、蛋白质、粗纤维以及多种维生素和矿物质，具有利湿消肿、清热退黄、润肠通便、消脂解毒、降压降脂的作用，对高血压、高血脂、心脏病、肾病、水肿患者均有益。

应用指南

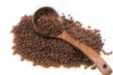 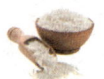 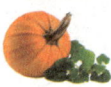

水发红豆　　水发大米　　南瓜

润肺益气、利湿降压

材料： 水发红豆85克，水发大米100克，南瓜120克

做法： 将去皮的南瓜切厚块，切条，改切成丁。砂锅注适量清水烧开，倒入大米，拌匀，加入红豆，拌匀；盖上盖子，用小火炖30分钟，再倒入南瓜，拌匀；加盖用小火再炖5分钟后盛出，装入汤碗中即可。

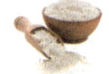 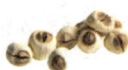 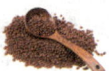

大米　　莲子　　红豆

健脾安神、降压降脂

材料： 大米80克，莲子（去心）20克，红豆50克

调料： 冰糖20克

做法： 取砂锅加入约1 200毫升的清水，大火烧开；倒入洗净的红豆、莲子，再倒入洗好的大米，用慢火煮约20分钟至熟透；加入冰糖拌煮约2分钟至冰糖全部融化即可。

山楂红豆浆

材料: 水发红豆60克,山楂肉20克
调料: 白糖适量

做法

① 将已浸泡8小时的红豆倒入碗中,加适量清水洗干净,沥干水分。② 把红豆、山楂肉放入榨汁机中,注入适量清水,榨取豆浆,倒入滤网,滤取豆浆。③ 豆浆倒入锅中煮沸,加入适量白糖,搅拌均匀至其溶化,待稍微放凉后即可饮用。

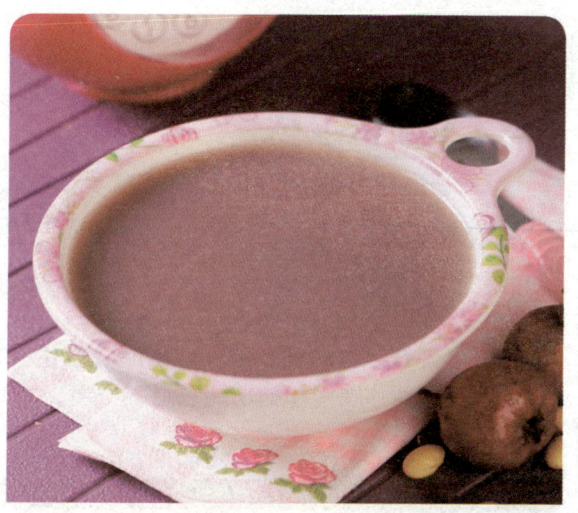

莲藕红豆瘦肉汤

材料: 猪瘦肉160克,红豆60克,莲藕100克,姜片、葱段、蒲公英各少许
调料: 料酒4毫升,盐2克

做法

① 将洗净去皮的莲藕切块;洗好的猪瘦肉切丁。② 砂锅中注水烧热,倒入瘦肉丁,放入姜片、葱段、蒲公英,淋上少许料酒,烧开后用小火煮约30分钟。③ 倒入莲藕,用小火续煮至熟透,加入盐调味即可。

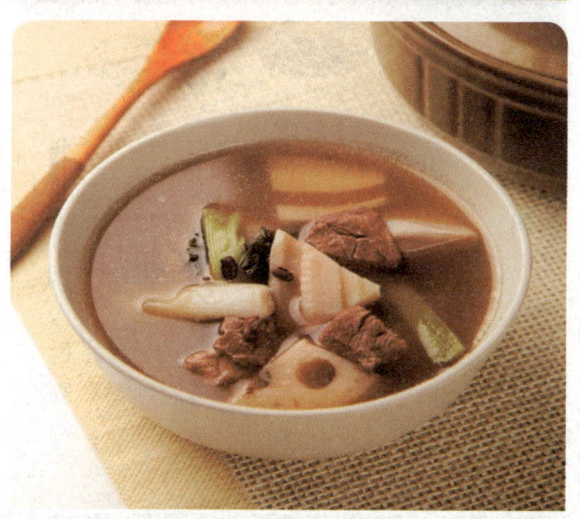

玉米

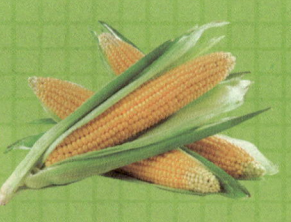

【每日适宜用量】 50~100克

- 热量：106千卡
- 碳水化合物：22.8克
- 蛋白质：4克
- 脂肪：1.2克

降压原理

玉米含有丰富的钙、硒和卵磷脂、维生素E等，具有降低血清胆固醇、降压利尿的功效，可减轻动脉硬化和脑功能衰退的程度，有预防高血压、冠心病、脑卒中、老年痴呆症的发生的作用。

应用指南

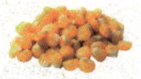 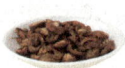 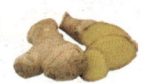 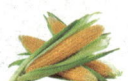 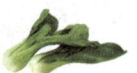

鲜玉米粒　　水发山楂　　姜片　　　　胡萝卜　　　玉米棒　　　上海青

开胃益智、降压消食

材料： 鲜玉米粒100克，水发山楂20克，姜片少许

调料： 盐、鸡粉、水淀粉、油各适量

做法： 玉米粒、山楂，焯水后捞出。另起锅，注入油烧热后下入姜片、葱段炒香；倒入玉米和山楂，炒匀；加盐、鸡粉调味；倒入水淀粉，炒至入味即可。

调中开胃、降压降脂

材料： 胡萝卜200克，玉米棒150克，上海青100克，姜片少许

调料： 盐、鸡粉各3克，食用油适量

做法： 玉米棒切去根部，再切成段；胡萝卜切滚刀块；上海青切开，汆水。锅中注水烧开，放入玉米段、胡萝卜、姜片煮20分钟，加盐、鸡粉调味，盛入碗中，放入上海青即可。

红豆玉米饭 (特别推荐)

材料： 鲜玉米粒85克，水发红豆75克，水发大米200克

做法

① 砂锅中注入适量清水，用大火烧热，倒入备好的红豆、大米，用勺搅拌均匀；放入洗好的玉米粒，搅拌均匀。② 盖上锅盖，大火烧开后用小火煮约30分钟至全部食材熟软；揭开锅盖，关火后盛出煮好的饭即可。

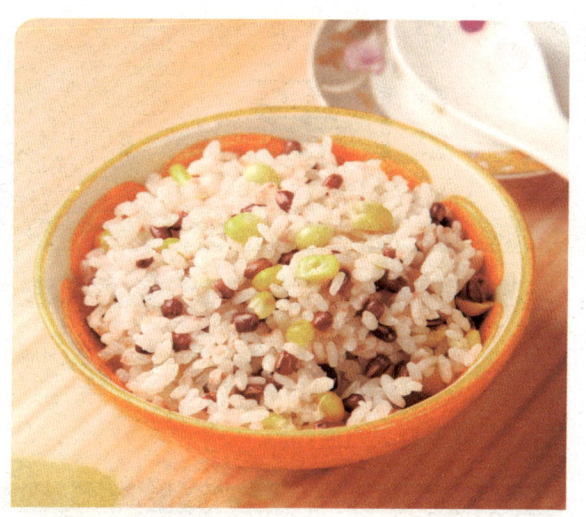

玉米炒豌豆 (特别推荐)

材料： 豌豆250克，鲜玉米粒150克，红椒片、姜片、葱白各少许

调料： 盐、味精、白糖、水淀粉、食用油各适量

做法

① 玉米焯断生捞出；豌豆焯水捞出。② 用油起锅，倒入红椒片、姜片和葱白煸香；倒入玉米粒和豌豆翻炒均匀。③ 加盐、味精、白糖、水淀粉炒匀即可。

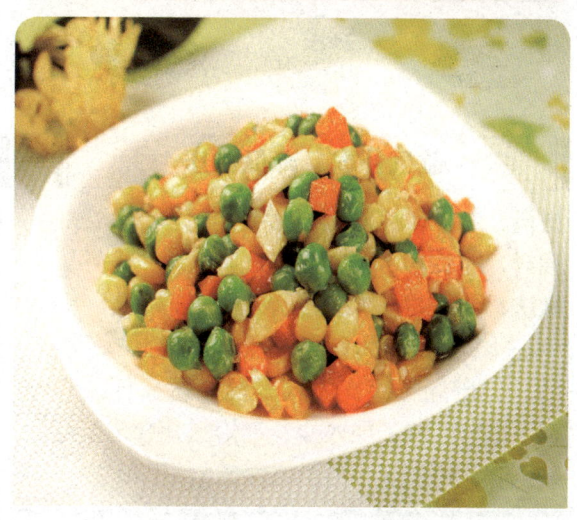

红薯

【每日适宜用量】 150克

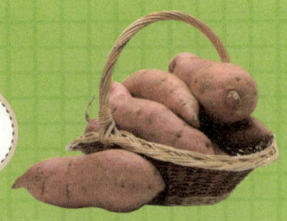

- 热量：99千卡
- 碳水化合物：24.7克
- 蛋白质：1.1克
- 脂肪：0.2克

降压原理

红薯中含有大量的胶原和黏液多糖类物质，可保持人体动脉血管的弹性，防止胆固醇在血管壁沉积，从而可有效降低血压，预防动脉硬化、冠心病以及脑卒中等病症的发生，常食还能保持大便通畅。

应用指南

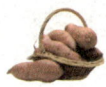 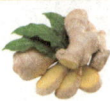 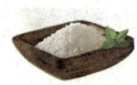 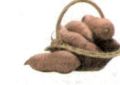 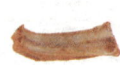 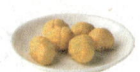

红薯　　生姜　　盐　　　　　红薯　　排骨段　　板栗肉

益气补虚、降低血压

材料： 红薯130克，生姜30克，盐2克，鸡粉2克
调料： 水淀粉、食用油各适量
做法： 将洗净去皮的红薯、生姜切丝。锅中注水烧开，放入红薯，煮至其断生，捞出沥干。用油起锅，放入姜丝炒香，倒入红薯，翻炒片刻；加入盐、鸡粉，翻炒匀至红薯入味；再倒入水淀粉，炒匀盛出即可。

补脾健骨、降压润肠

材料： 红薯150克，排骨段350克，板栗肉60克，姜片少许
调料： 盐、鸡粉各2克，料酒5毫升
做法： 洗净去皮的红薯切块；洗净的板栗肉切块。排骨段氽煮片刻捞出。另起一锅水烧开，倒入排骨、板栗、姜片、料酒、红薯块，煮至食材熟透；加盐、鸡粉调味即可。

红薯烧口蘑

材料： 红薯160克，口蘑60克，葱花少许
调料： 盐、鸡粉、白糖各2克，水淀粉、食用油各适量

做法

①将去皮洗净的红薯切成块；洗好的口蘑切块。②锅中注水烧开，倒入口蘑，略煮一会儿，捞出。③用油起锅，倒入红薯、口蘑翻炒，注入适量清水拌匀；加入盐、鸡粉、白糖、水淀粉，炒匀即可。

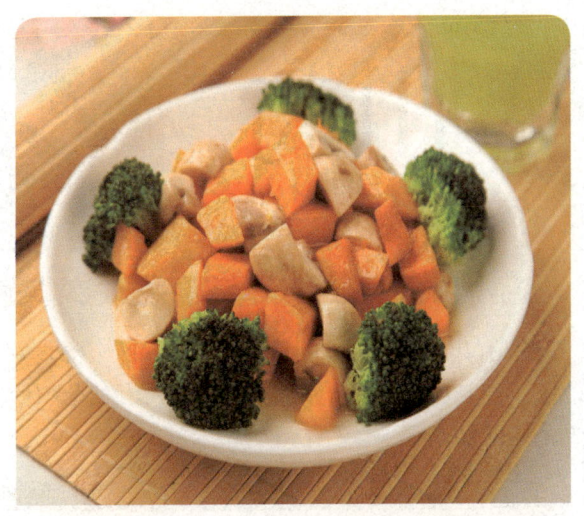

红薯山药燕麦浆

材料： 红薯、山药各100克，燕麦60克
调料： 冰糖25克

做法

①将洗净去皮的红薯、山药切丁。②取榨汁机，选择搅拌刀座组合，倒入燕麦，加入适量水，榨取燕麦汁，将燕麦汁滤入碗中。③砂锅中注水烧开，倒入红薯、山药，用小火至食材熟软；放入冰糖，倒入燕麦汁，煮至冰糖溶化即可。

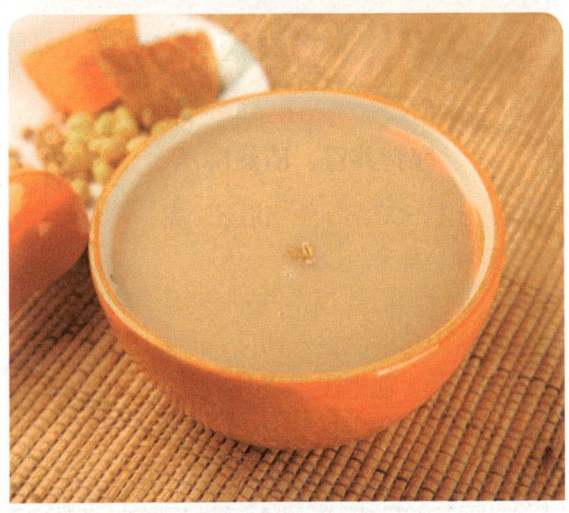

山药

【每日适宜用量】 150克

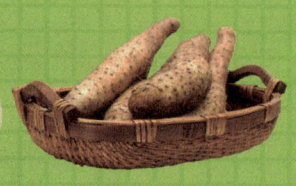

- 热量：56千卡
- 碳水化合物：12.4克
- 蛋白质：1.9克
- 脂肪：0.2克

降压原理

山药含有丰富的钾元素及维生素，钾有利尿作用，能促进钠盐的排泄，从而降低血压；而其所含的维生素能够抗氧化，增强人体免疫力，增强体质，从而减轻高血压患者的不适症状。

应用指南

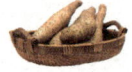 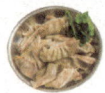 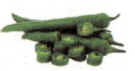 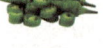 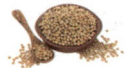 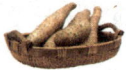 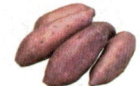

山药　　熟猪肚　　青椒　　　　水发黄豆　　山药　　紫薯

健脾养胃、清热降压

材料： 山药300克，熟猪肚200克，青椒40克，姜片、蒜末各少许
调料： 盐、鸡粉各2克，生抽5毫升，油适量
做法： 将山药洗净去皮切片；青椒切小块；熟猪肚切片。锅中注水烧开，放入山药、青椒煮片刻捞出。用油起锅，放入姜、蒜爆香，倒入食材炒匀，加入调味料炒至熟即可。

益气养血、降压降脂

材料： 水发黄豆120克，山药95克，紫薯90克
调料： 白糖适量
做法： 将洗净去皮的紫薯、山药切丁。取榨汁机，倒入洗净的黄豆，注入适量清水，榨取豆汁待用。砂锅中注水烧热，倒入山药丁、紫薯丁，煮沸后用小火煮约10分钟；注入豆汁煮沸，加入白糖煮至溶化即可。

银耳山药甜汤

材料: 水发银耳160克,山药180克
调料: 白糖、水淀粉各适量
做法

① 将去皮洗净的山药切成块;洗净的银耳去除根部,改切成小朵。② 砂锅中注入适量清水烧热,倒入山药、银耳,搅拌匀;盖上盖,烧开后用小火至食材熟软;加入少许白糖,拌匀,转大火略煮。③ 倒入适量水淀粉,拌匀,煮至汤汁浓稠即可。

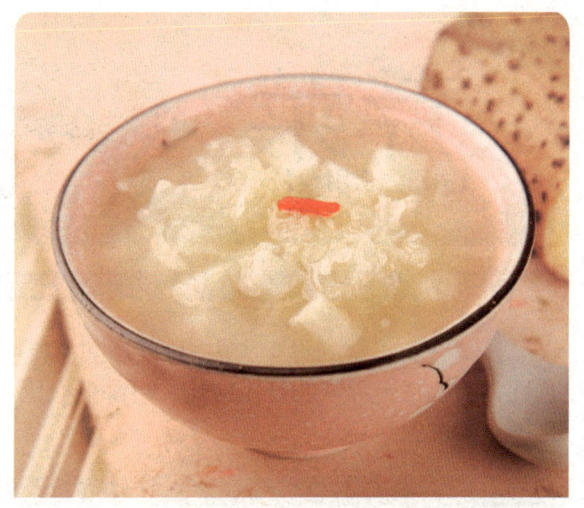

合欢山药炖鲫鱼

材料: 鲫鱼1条,山药80克,山楂片30克,合欢皮20克,姜片20克
调料: 盐、鸡粉、胡椒粉、食用油各适量
做法

① 将洗好去皮的山药切片。② 用油起锅,放入姜片,翻炒几下,放入处理好的鲫鱼,煎至焦黄色。③ 锅中注水烧开,放入全部材料,烧开后用小火煮至食材熟透;放入盐、鸡粉、胡椒粉,煮至入味即可。

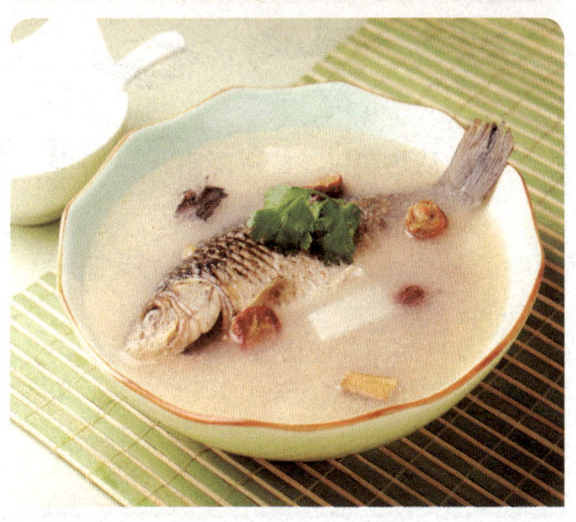

芹菜

【每日适宜用量】70克

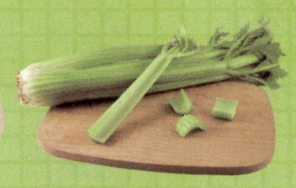

- 热量：20千卡
- 碳水化合物：4.5克
- 蛋白质：1.4克
- 脂肪：0.2克

降压原理

芹菜含有丰富的维生素P，可以增强血管壁的弹性、韧度和致密性，降低毛细血管通透性，对抗肾上腺素的升压作用，可降低血压、血脂，常食还能预防冠心病、动脉粥样硬化等病的发生。

应用指南

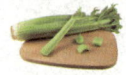 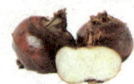 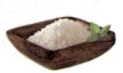 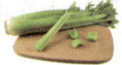 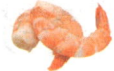

芹菜梗　　马蹄肉　　盐　　　　　水发大米　　芹菜梗　　虾仁

清热利尿、降压降脂

材料： 芹菜梗90克，马蹄肉120克

调料： 盐2克，生抽3毫升，水淀粉、食用油各适量

做法： 洗净的芹菜梗切段；洗净的马蹄肉切片。马蹄肉、芹菜段焯水断生后捞出。用油起锅，倒入食材，翻炒片刻；加入盐、生抽、水淀粉，炒至食材熟软、入味即可。

健脾养胃、清热降压

材料： 水发大米100克，芹菜梗50克，虾仁45克，姜片少许

调料： 盐3克，鸡粉2克

做法： 洗净的虾仁去虾线，装碗，加调料腌制入味；芹菜梗切粒。砂锅中注水烧开，倒入大米，煮约30分钟；加姜片、虾仁，续煮5分钟；加入芹菜、盐、鸡粉调味即可。

芹菜胡萝卜丝拌腐竹

材料：腐竹50克，芹菜90克，胡萝卜50克，蒜末少许

调料：盐3克，鸡粉4克，生抽6毫升，陈醋8毫升，芝麻油2毫升

做法

① 将胡萝卜、芹菜洗净切丝；土豆切段。
② 锅中注水烧开，加入海带、腐竹、芹菜、胡萝卜，煮至断生捞出。③ 将食材装入碗中，放入蒜末及调味料，拌匀调味即可。

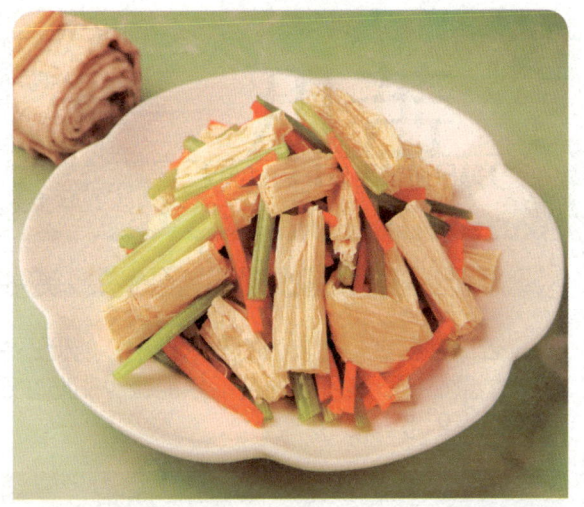

芹菜苹果汁

材料：苹果100克，芹菜90克
调料：白糖7克

做法

① 将洗净的芹菜切粒；洗净的苹果去果核，切块。② 取榨汁机，倒入切好的食材，注入少许矿泉水，通电后选择"榨汁"功能，使食材榨出果汁。③ 加入少许白糖，再次选择"榨汁"功能，搅拌至白糖溶化；断电后倒出榨好的苹果汁即可。

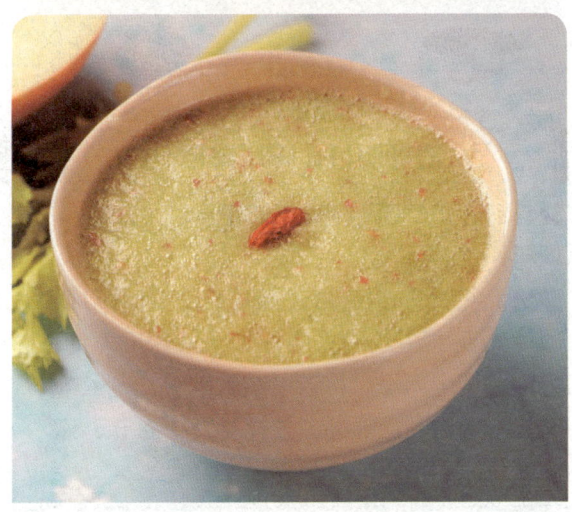

苦瓜

【每日适宜用量】50~100克

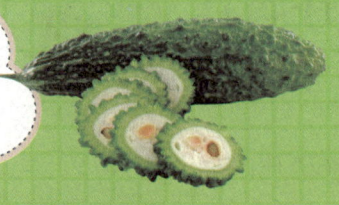

- 热量：19千卡
- 碳水化合物：4.9克
- 蛋白质：1克
- 脂肪：0.1克

降压原理

苦瓜富含钾，有较好的利尿作用，能促进钠盐的排泄，从而达到降血压的效果；而且苦瓜热量很低，其所含的苦瓜素能减少脂肪在肠道内的吸收，具有减肥功效，非常适合肥胖型高血压患者食用。

应用指南

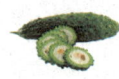 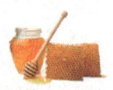 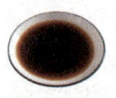

苦瓜　　蜂蜜　　凉拌醋

清肝明目、降压降糖

材料： 苦瓜130克，蜂蜜40毫升

调料： 凉拌醋适量

做法： 将洗净的苦瓜去除瓜瓤，用斜刀切成片。锅中注入清水烧开，倒入苦瓜煮约1分钟，捞出沥干。将苦瓜装入碗中，倒入蜂蜜，淋入适量凉拌醋，搅拌至食材入味，盛出即可。

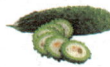 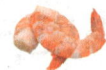 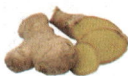

苦瓜　　虾仁　　姜片

降脂减肥、平肝降压

材料： 苦瓜200克，虾仁100克，姜片少许

调料： 盐、鸡粉、生抽、食用油各适量

做法： 洗净的苦瓜切片；洗好的虾仁去虾线，加调味料腌渍入味。锅中注水烧开，倒入苦瓜片、虾仁，汆煮片刻，捞出。用油起锅，倒入姜爆香，倒入虾仁炒匀，放入苦瓜片炒透，加入调味料翻炒即可。

菠萝苦瓜鸡块汤

材料： 鸡肉块300克，菠萝肉200克，苦瓜150克，姜片、葱花各少许

调料： 盐、鸡粉各2克，料酒6毫升

做法

① 将苦瓜、菠萝肉切块。② 锅中注水烧开，倒入鸡肉块，氽去血水捞出。③ 砂锅注水烧开，倒入鸡肉块、姜片、料酒，烧开后用小火煮35分钟；倒入苦瓜、菠萝煮熟。④ 加入盐、鸡粉调味，撒上葱花即可。

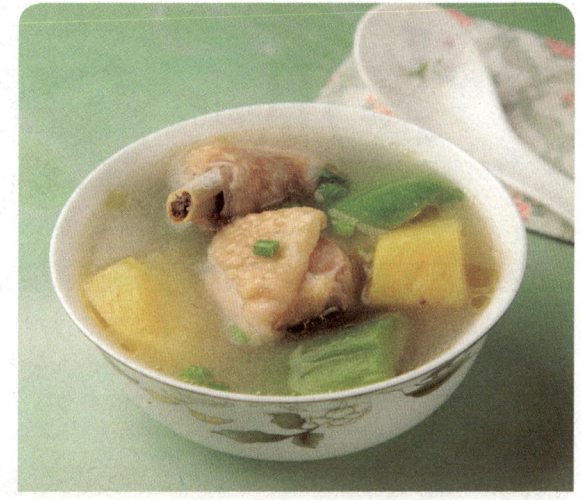

白果炒苦瓜

材料： 苦瓜130克，白果50克，彩椒40克，蒜末、葱段各少许

调料： 盐3克，水淀粉、食用油各适量

做法

① 将洗净的彩椒切块；洗好的苦瓜切块。② 锅中注水烧开，倒入苦瓜、白果，煮至全部食材断生后捞出。③ 用油起锅，放入蒜末、葱段、彩椒翻炒；再放入食材，翻炒；加入盐、水淀粉炒至食材熟透即可。

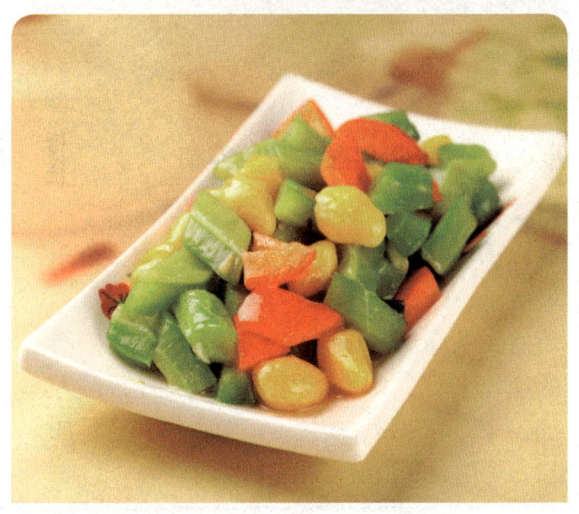

冬瓜

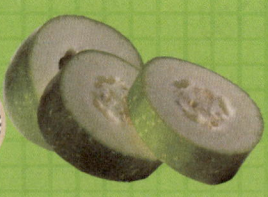

【每日适宜用量】 100~200克

- 热量：11千卡
- 碳水化合物：2.6克
- 蛋白质：0.4克
- 脂肪：0.2克

降压原理

冬瓜富含钾，可利尿消肿，促进钠的排泄，对水盐代谢异常导致的高血压有一定辅助治疗效果。冬瓜富含膳食纤维，可以促进血糖和脂质代谢，降低低密度脂蛋白的含量和血糖，从而减少高血脂和高血糖对血管的损伤，保持血管弹性，从根本上预防高血压的发生和发展。

应用指南

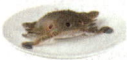 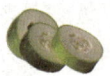 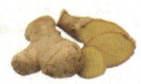 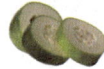 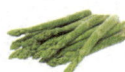 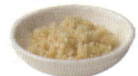

花蟹　　　冬瓜　　　姜片　　　　　　冬瓜　　　芦笋　　　蒜末

降脂利湿、益气养精

材料： 花蟹2只，冬瓜400克，姜片少许

调料： 盐3克，鸡粉2克，胡椒粉1克，食用油适量

做法： 洗净的冬瓜去皮，切片；处理干净的花蟹去鳃，切块。锅中注水烧开，倒入油、冬瓜、花蟹、姜片，煮至食材熟透；加盐、鸡粉、胡椒粉，拌匀调味即可。

清热利尿、降脂减肥

材料： 冬瓜230克，芦笋130克，蒜末少许

调料： 盐、鸡粉、水淀粉、食用油各适量

做法： 洗净的芦笋切段；洗好去皮的冬瓜切块。锅中注水烧开，倒入冬瓜块、芦笋段，煮至断生，捞出。用油起锅，放入蒜末爆香，倒入材料炒匀；加盐、鸡粉、少许清水煨煮半分钟；倒入水淀粉勾芡即可。

冬瓜红豆汤 （特别推荐）

材料： 冬瓜300克，水发红豆180克
调料： 盐3克

做法

① 将洗净去皮的冬瓜切丁。② 砂锅中注入适量清水烧开，倒入洗净的红豆，烧开后转小火炖30分钟至红豆熟软；放入冬瓜丁，用小火再炖20分钟至食材熟透；放入少许盐，拌匀调味。③ 关火后盛出煮好的汤料，装入碗中即可。

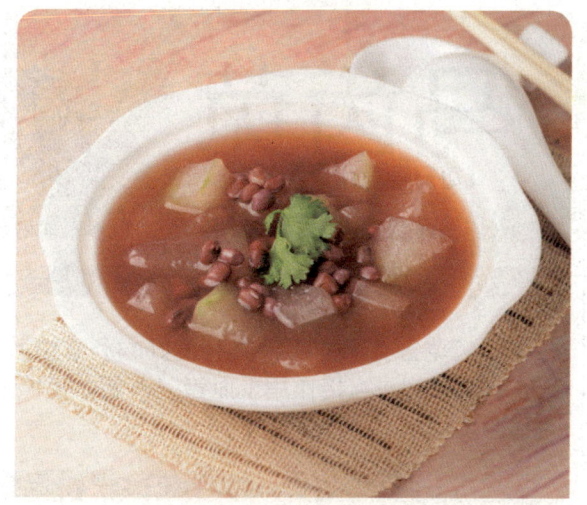

西瓜翠衣冬瓜汤 （特别推荐）

材料： 西瓜皮100克，冬瓜200克
调料： 盐2克，鸡粉2克，食用油适量

做法

① 将洗净去皮的西瓜皮切成片；洗好去皮的冬瓜切成片。② 用油起锅，放入姜片，爆香；倒入切好的冬瓜，拌炒匀；注入适量清水，放入西瓜皮，烧开后用小火煮15分钟至食材熟透；放入适量盐、鸡粉，拌匀调味；最后放入葱段即可。

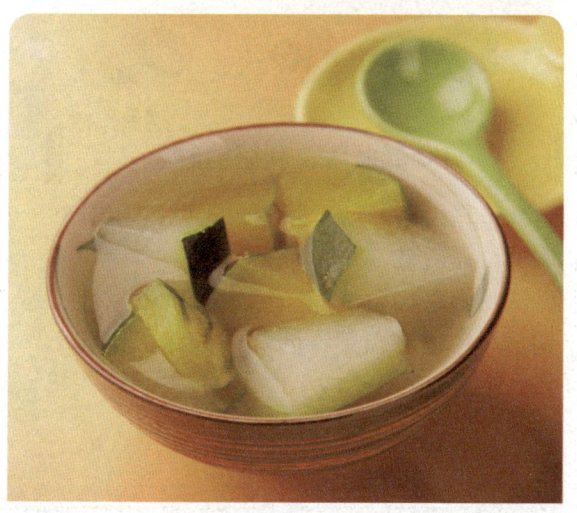

马齿苋

【每日适宜用量】100克

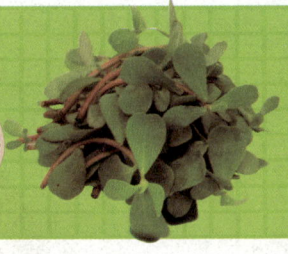

- 热量：27千卡
- 碳水化合物：3.9克
- 蛋白质：2.3克
- 脂肪：0.5克

降压原理

马齿苋含有丰富的钾，有良好的利水消肿作用，从而可以促进钠盐的排泄，降低血压。钾离子还可直接作用于血管壁，使血管扩张，从而起到降低血压的作用，高血压患者可适当食用。

应用指南

  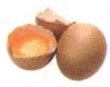 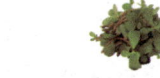 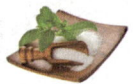

马齿苋　　西红柿　　鸡蛋　　　　马齿苋　　粳米　　白糖

降低血压、利尿消肿

材料： 马齿苋30克，西红柿100克，鸡蛋1个
调料： 盐适量
做法： 将马齿苋洗净，焯水后捞出过凉，切成小段放在盘里；西红柿洗净，切成小块；鸡蛋煎熟，切成小块。将所有材料一起放入盘子里，加盐搅拌均匀即可。

养胃清热、降压降脂

材料： 马齿苋30克（鲜者60克），粳米60克
调料： 白糖1大匙
做法： 将马齿苋洗净，切成2厘米长的段，粳米淘洗干净。将粳米放入铝锅内，加水适量，置旺火上烧沸，再用小火煮30分钟；下入马齿苋，再煮10分钟，加入白糖搅匀即可。

马齿苋薏米绿豆汤 (特别推荐)

材料： 马齿苋90克，水发绿豆70克，水发薏米70克

调料： 盐2克，食用油2毫升

做法

① 将洗净的马齿苋切成段。② 砂锅中注水烧开，倒入薏米、绿豆，搅拌匀，烧开后用小火炖煮30分钟，至食材熟软；放入马齿苋，用小火煮至熟透；放入食用油、盐，用锅勺拌匀调味即可。

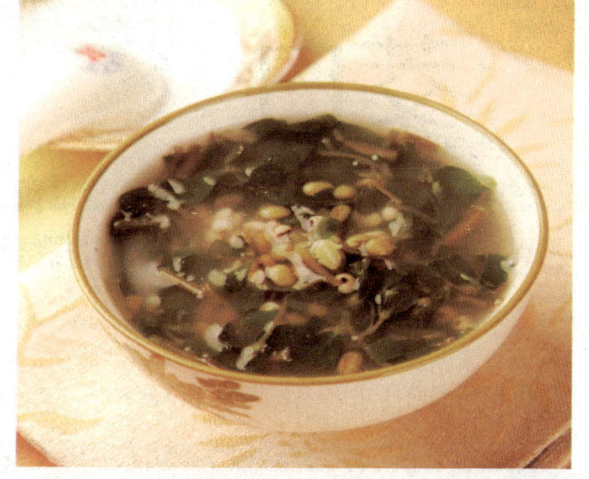

马齿苋瘦肉粥 (特别推荐)

材料： 马齿苋40克，瘦肉末70克，水发大米100克

调料： 盐2克，鸡粉2克

做法

① 将洗好的马齿苋切碎，备用。② 砂锅中注入适量清水烧开，倒入洗好的大米，搅拌匀，用小火炖至大米熟软；倒入瘦肉末，搅匀，煮沸。③ 放入洗好的马齿苋，加盐、鸡粉调味，用小火再煮片刻即可。

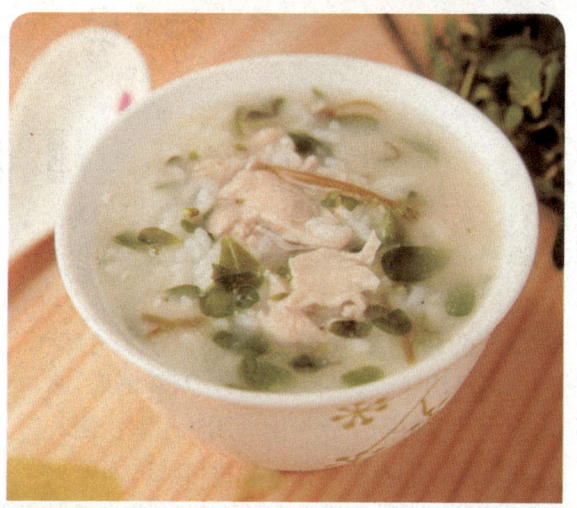

茭白

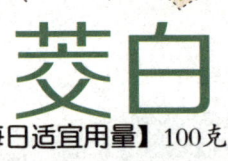

【每日适宜用量】100克

- 热量：23千卡
- 碳水化合物：5.9克
- 蛋白质：1.2克
- 脂肪：0.2克

降压原理

茭白营养丰富，含有蛋白质、钙、磷、铁、糖类、维生素B_1、维生素B_2、维生素E、胡萝卜素以及较多的氨基酸；同时高钾低钠，其所含有的钾不仅可以排出体内多余的钠，也可预防高血压患者因长期服用降压药所引起的血钾偏低，促进平稳降压。

应用指南

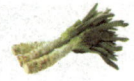 莴笋　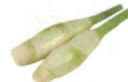 茭白　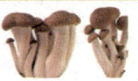 蟹味菇　　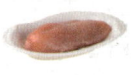 鸡胸肉　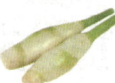 茭白　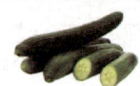 黄瓜

除烦止渴、清热降压

材料： 莴笋200克，茭白100克，蟹味菇100克

调料： 盐3克，鸡粉2克，水淀粉、食用油各适量

做法： 洗净的蟹味菇去根部；洗好的茭白、莴笋切片。茭白、莴笋片、蟹味菇，焯水至全部食材断生后捞出。用油起锅，倒入食材炒匀，加入调味料炒至食材熟透即可。

清热解毒、补虚降压

材料： 鸡胸肉250克，茭白100克，黄瓜100克

调料： 蒜末、盐、水淀粉、料酒、食用油各适量

做法： 黄瓜、茭白切丁；鸡胸肉切丁，加调料腌渍入味。茭白、鸡丁氽断生后捞出。用油起锅，放入蒜末爆香，放鸡肉丁、料酒炒匀，倒入黄瓜丁、茭白，加调味料炒匀即可。

虫草花炒茭白

材料：茭白120克，肉末55克，虫草花30克，彩椒35克，姜片少许

调料：盐2克，白糖、鸡粉各3克，料酒7毫升，水淀粉、食用油各适量

做法

① 将茭白、彩椒洗净切粗丝。② 锅中注水烧开，倒入虫草花、茭白、彩椒，煮至断生捞出。③ 用油起锅，倒入肉末、姜片炒香；倒入材料炒熟，加调味料炒匀即可。

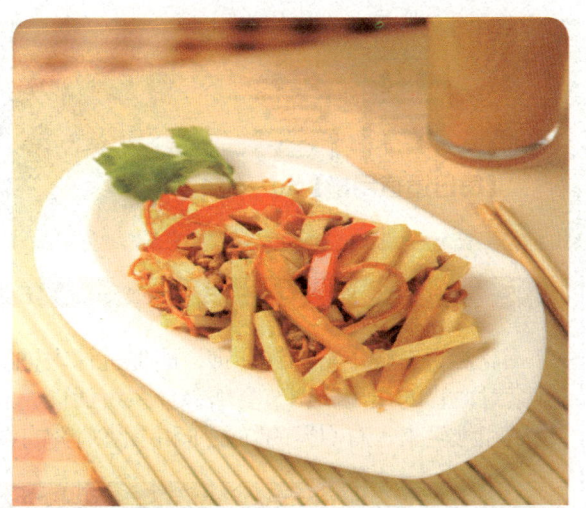

紫甘蓝拌茭白

材料：紫甘蓝150克，茭白200克，彩椒50克，蒜末少许

调料：盐2克，鸡粉2克，陈醋4毫升，芝麻油3毫升，食用油适量

做法

① 将茭白、彩椒、紫甘蓝洗净切丝。② 锅中注水烧开，加适量油，倒入茭白、紫甘蓝、彩椒，煮至断生捞出。③ 将食材装入碗中，加入蒜末及调味料拌匀即可。

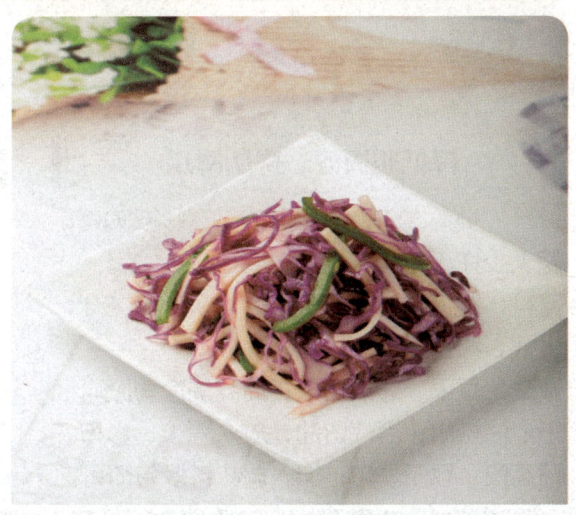

茼蒿

【每日适宜用量】 40~60克

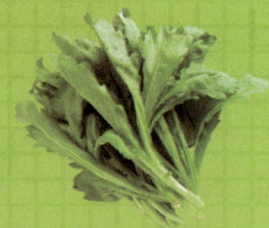

- 热量：21千卡
- 碳水化合物：3.9克
- 蛋白质：1.9克
- 脂肪：0.3克

降压原理

茼蒿含有较丰富的钙和钾，能促进体内钠的排泄，降低及稳定血压；所含钙还可调节激素对血管的作用、调节交感神经系统活性，从而降低血压。茼蒿中还含有多种生物活性物质和维生素，有明显的降血压和杀菌消炎的作用。

应用指南

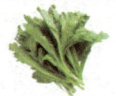 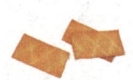 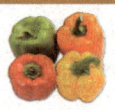 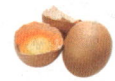 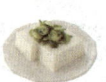 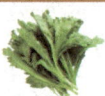

茼蒿　　豆干　　彩椒　　　　　鸡蛋　　豆腐　　茼蒿

降低胆固醇、降脂降压

材料： 茼蒿200克，豆干180克，彩椒50克，蒜末少许

调料： 盐2克，料酒8毫升，水淀粉5毫升，生抽、油各适量

做法： 豆干、彩椒切条；茼蒿洗净切段。豆干滑油捞出；锅底留油，放入蒜末、彩椒、茼蒿段、豆干炒匀；加入调味料炒匀即可。

降压杀菌、清热解毒

材料： 鸡蛋2个，豆腐200克，茼蒿100克，蒜末少许

调料： 盐3克，生抽10毫升，食用油适量

做法： 鸡蛋打入碗中调匀；豆腐切块；茼蒿洗净切段。豆腐焯水捞出。用油起锅，倒入蛋液，炒熟盛出。用油起锅，放入蒜末、茼蒿、豆腐、鸡蛋炒熟，加调料炒匀即可。

茼蒿排骨粥

材料： 茼蒿80克，芹菜50克，排骨100克，水发大米150克

调料： 盐2克，鸡粉2克，胡椒粉少许

做法

① 将洗净的芹菜切碎；洗好的茼蒿切碎。② 砂锅中注水烧开，放入大米搅匀，烧开后用小火炖15分钟；放入洗净的排骨，用小火再炖30分钟。③ 加入盐、鸡粉，撒入胡椒粉调味，放入茼蒿继续煮至熟软即可。

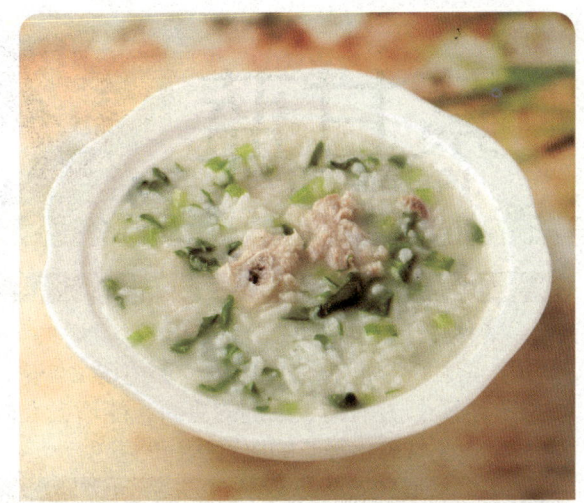

草菇扒茼蒿

材料： 草菇80克，茼蒿200克

调料： 盐3克，鸡粉3克，料酒8毫升，蚝油6克，老抽2毫升，水淀粉、食用油各适量

做法

① 将洗净的草菇对半切开。② 锅中注水烧开，放入茼蒿，煮半分钟，捞出装盘；将草菇倒入沸水锅中，煮至断生，捞出。③ 锅中注油烧热，倒入草菇、料酒炒香，加入调味料炒匀，倒在茼蒿上即可。

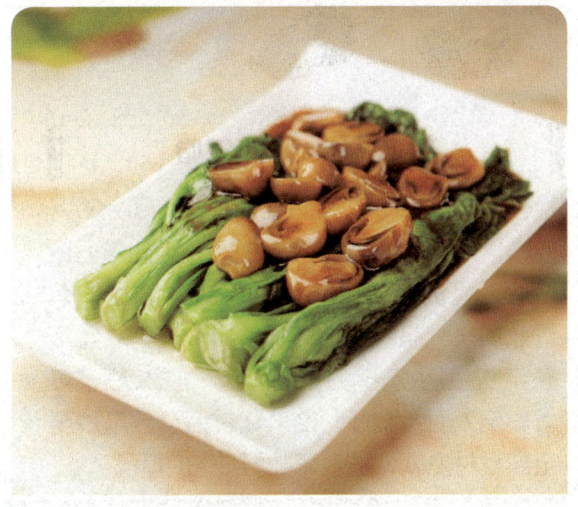

紫甘蓝

【每日适宜用量】60克

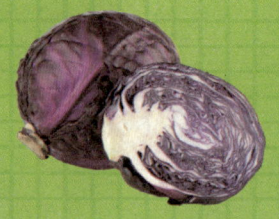

- 热量：19千卡
- 碳水化合物：6.2克
- 蛋白质：1.2克
- 脂肪：0.2克

降压原理

紫甘蓝含有丰富的矿物质钾、镁、铁等，可以帮助调节电解质平衡，从而稳定并降低血压。紫甘蓝中丰富的维生素C、维生素E与花青素都是抗氧化物质，能够保护身体免受自由基的损伤，并有助于细胞的更新，能增强人体免疫力，降低胆固醇，预防高血压、高血脂、动脉粥样硬化等心脑血管疾病的发生。

应用指南

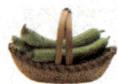 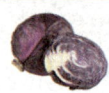 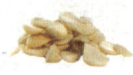

丝瓜　　紫甘蓝　　鲜百合

滋阴润燥、降压降脂

材料： 丝瓜200克，紫甘蓝90克，鲜百合50克

调料： 蒜末、盐、鸡粉、生抽、食用油各适量

做法： 将洗净去皮的丝瓜切块；洗净的紫甘蓝切块。锅中注水烧开，加紫甘蓝、丝瓜煮至断生后捞出。用油起锅，放入蒜末爆香，倒入百合翻炒，倒入紫甘蓝、丝瓜炒至全部食材熟软，加入调味料炒匀即可。

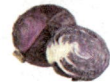 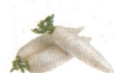 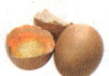

紫甘蓝　　白萝卜　　鸡蛋

健脾和胃、解毒通便

材料： 紫甘蓝90克，白萝卜100克，鸡蛋1个，面粉120克

调料： 盐3克，鸡粉2克，食用油适量

做法： 白萝卜、紫甘蓝切丝，焯煮至八成熟，捞出装入碗中；打入鸡蛋，放入盐、鸡粉、面粉，搅成糊状。煎锅中注油烧热，放入面糊，摊成饼状，煎至两面焦黄色即可。

紫甘蓝拌粉丝

材料： 紫甘蓝200克，粉丝180克，蒜末、葱花各少许

调料： 盐3克，鸡粉3克，生抽4毫升，陈醋3毫升，芝麻油2毫升

做法

① 将泡发好的粉丝洗净；洗净的紫甘蓝切丝。② 锅中注水烧开，加入盐、紫甘蓝、粉丝，煮片刻，捞出放入碗中；撒上蒜末、葱花，加入调味料，搅拌片刻即可。

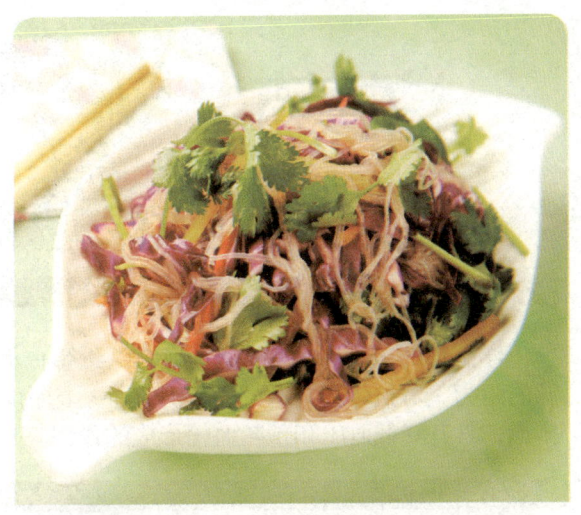

紫甘蓝芹菜汁

材料： 紫甘蓝100克，芹菜80克

做法

① 将洗好的芹菜切成段；洗净的紫甘蓝切成条，再切小块。② 取榨汁机，选择搅拌刀座组合，倒入切好的紫甘蓝、芹菜，加入适量纯净水，盖上盖，选择"榨汁"功能，榨取蔬菜汁。③ 将榨好的蔬菜汁倒入杯中即可。

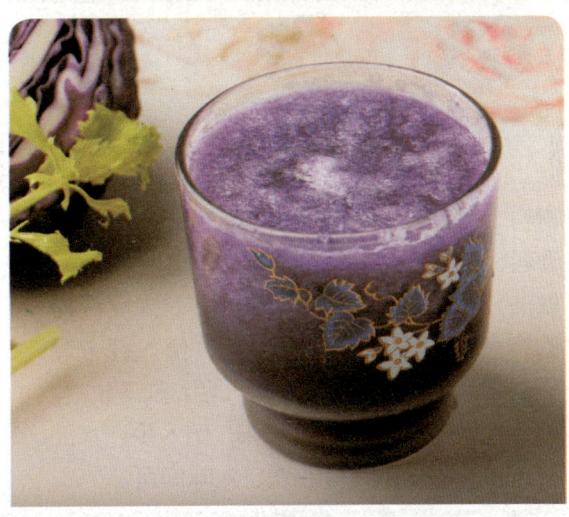

洋葱

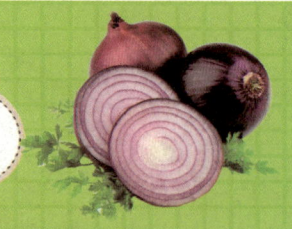

【每日适宜用量】50克

- 热量：39千卡
- 碳水化合物：9克
- 蛋白质：1.1克
- 脂肪：0.2克

降压原理

洋葱中的前列腺素A能激活血溶纤维蛋白活性成分，降低人体外周血管和心脏冠状动脉的阻力，对抗体内儿茶酚胺等升高血压的物质，并能促进引起血压升高的钠盐等物质的排泄，具有降低血压和预防血栓形成的作用。

应用指南

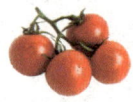 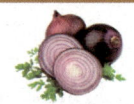 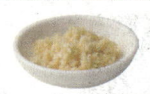

西红柿　　洋葱　　蒜末

清热利尿、降脂降压

材料： 西红柿100克，洋葱40克，蒜末少许

调料： 盐2克，鸡粉、水淀粉、食用油各适量

做法： 将洗净的西红柿切小块；去皮洗净的洋葱切成小片。用油起锅，倒入蒜末爆香，放入洋葱片快炒，倒入西红柿翻炒片刻，加入少许盐、鸡粉调味，倒入少许水淀粉，快速翻炒至食材熟软、入味即可。

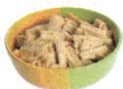 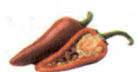

洋葱　　水发腐竹　　红椒

开胃健脾、清热降压

材料： 洋葱50克，水发腐竹200克，红椒15克，葱花少许

调料： 盐3克，鸡粉2克，生抽4毫升，芝麻油2毫升，辣椒油3毫升，食用油适量

做法： 洋葱、红椒切丝，放入油锅中炸香捞出。腐竹段焯水1分钟，捞出装入碗中；放入洋葱、红椒、葱花及调味料拌匀即可。

洋葱拌西红柿

材料： 洋葱85克，西红柿70克
调料： 白糖4克，白醋10毫升

做法

① 将洗净的洋葱切丝；洗好的西红柿切成瓣。② 把洋葱丝装入碗中，加入少许白糖、白醋，搅拌匀至白糖溶化，腌渍约20分钟；倒入西红柿，搅拌匀。③ 将拌好的食材装入盘中即可。

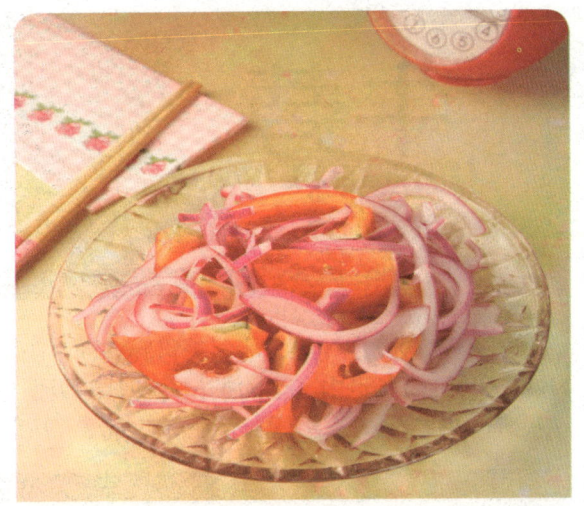

洋葱炒豆腐皮

材料： 豆腐皮230克，彩椒50克，洋葱70克，瘦肉130克，葱段少许
调料： 盐4克，生抽13毫升，料酒10毫升，芝麻油2毫升，水淀粉9毫升，食用油适量

做法

① 将彩椒、洋葱、瘦肉、豆腐皮切条；瘦肉加调味料腌渍入味；豆皮氽烫捞出。② 油锅下入瘦肉丝炒变色，倒入料酒、洋葱、彩椒、腐皮、葱段翻炒，加入调味料炒匀即可。

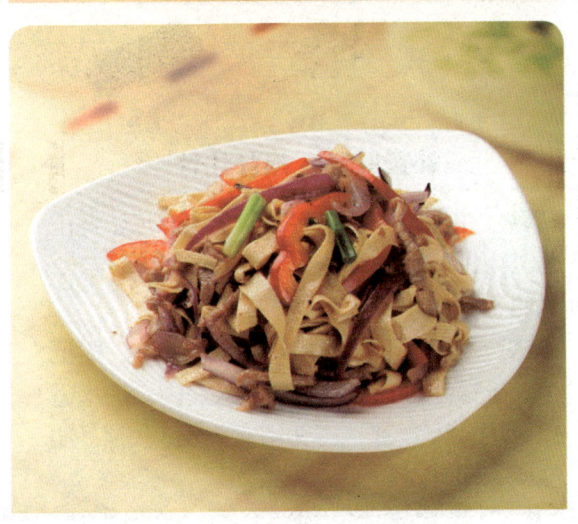

牛蒡

【每日适宜用量】 150克

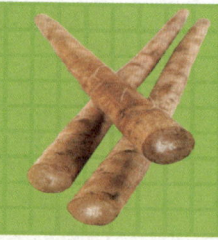

- 热量：72千卡
- 碳水化合物：17.4克
- 蛋白质：0.2克
- 脂肪：2.1克

降压原理

牛蒡富含膳食纤维，能促进胃肠蠕动，防治便秘，预防因便秘引起的血压升高；膳食纤维还可吸附肠道内多余的钠，并使其随粪便排出体外，从而达到降压的目的。牛蒡果实中含有的牛蒡苷，有扩张血管、降低血压、抗菌的作用。

应用指南

 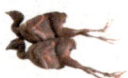 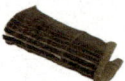

牛蒡　　鹌鹑　　杜仲

补益肝肾、强肾壮骨

材料： 牛蒡100克，鹌鹑3只，杜仲30克，怀山药60克，枸杞子15克，生姜8克，红枣5个克

调料： 盐适量

做法： 将洗净的鹌鹑与牛蒡、杜仲、枸杞子、去核红枣、生姜一起放入锅内，加水适量，用武火煮沸，再转用文火烧3小时，加盐调味即可。

 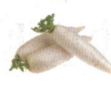 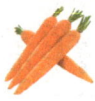

牛蒡　　白萝卜　　胡萝卜

润肠通便、降脂减肥、养颜抗衰老

材料： 干牛蒡20克或鲜牛蒡150克，白萝卜（连叶）250克，胡萝卜250克，香菇3～5个，蜜枣1～2个，生姜少许

做法： 将原料洗净后放入锅中，加水500～650毫升，大火煮沸后，改用微火慢炖60分钟左右，关火盛出即可。可根据口味适量加盐。

胡萝卜玉米牛蒡汤

材料：胡萝卜90克，玉米棒150克，牛蒡140克

调料：盐、鸡粉各2克

做法

①将胡萝卜洗净去皮切小块；玉米棒洗净切小块；牛蒡洗净去皮切滚刀块。②砂锅中注水烧开，倒入牛蒡、胡萝卜块、玉米棒，煮沸后用小火煮至食材熟透；加入盐、鸡粉，续煮至食材入味即可。

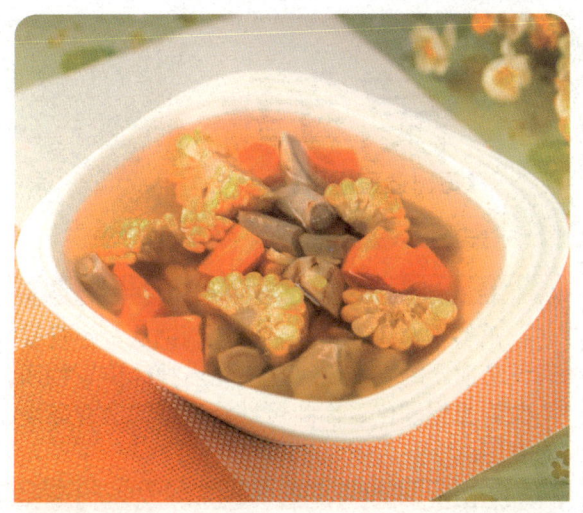

牛蒡三丝

材料：牛蒡100克，胡萝卜120克，青椒45克，蒜末各少许

调料：盐3克，鸡粉、水淀粉、食用油各适量

做法

①将胡萝卜、牛蒡、青椒洗净切成丝。②锅中注水烧开，放入胡萝卜丝、牛蒡丝，煮至断生后捞出。③用油起锅，放入蒜末爆香，倒入青椒丝及焯煮过的食材炒香；加入调味料，炒至食材熟透、入味即可。

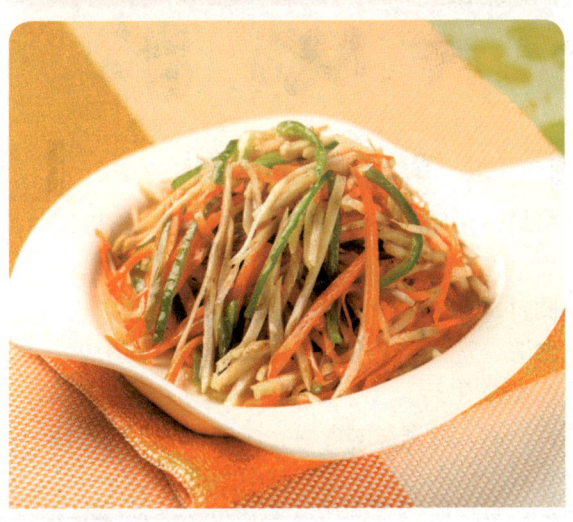

莴笋

【每日适宜用量】200克

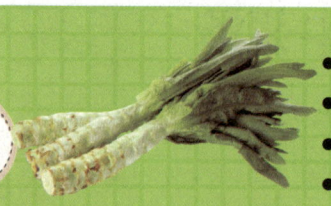

- 热量：14千卡
- 碳水化合物：2.8克
- 蛋白质：1克
- 脂肪：0.1克

降压原理

莴笋富含钾元素，钾可控制钠从肾小管被吸收，有助于促进钠的代谢与排出，因此具有调节血压的功能。钾还能充当神经传导物质，控制肌肉收缩，调节心跳，降低血压，预防血管受损硬化，因此可维持良好的血管环境，减少脂质附着的机会，减少动脉粥样硬化的发生。

应用指南

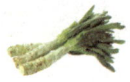 莴笋　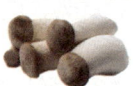 杏鲍菇　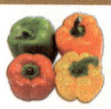 彩椒　　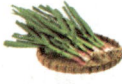 蒜苗　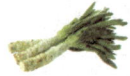 莴笋　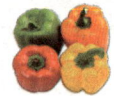 彩椒

清热消肿、利尿降压

材料： 莴笋145克，杏鲍菇130克，彩椒50克，蒜末少许

调料： 盐、鸡粉、食用油各适量

做法： 洗净的杏鲍菇、莴笋、彩椒切块，焯煮断生后捞出。用油起锅，放入蒜末爆香，倒入焯煮过的食材，快速炒匀；加入调味料，炒至食材熟软，盛出即可。

排毒养颜、保护血管

材料： 蒜苗50克，莴笋180克，彩椒50克，盐3克，鸡粉2克

调料： 生抽、水淀粉、食用油各适量

做法： 洗净的蒜苗切段；洗好的彩椒切丝；洗净去皮的莴笋切丝。莴笋丝焯水断生，捞出。用油起锅，放入蒜苗炒香，倒入莴笋丝、彩椒，加入调味料炒匀即可。

莴笋菠萝蜂蜜汁

材料:菠萝肉180克,莴笋65克
调料:蜂蜜20克

做法
① 锅中注水烧开,放入洗净去皮的莴笋,煮约1分30秒,捞出待用。② 莴笋切成小块;菠萝洗净切成小块,备用。③ 取榨汁机,选择搅拌刀座组合,倒入莴笋、菠萝肉、蜂蜜、纯净水,选择"榨汁"功能,榨取蔬果汁,倒出蔬果汁装入杯中即可。

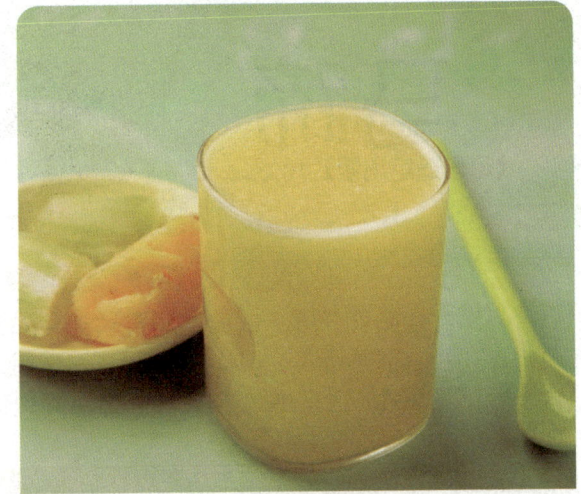

松仁莴笋

材料:莴笋200克,彩椒80克,松仁30克,蒜末、葱段各少许
调料:盐3克,鸡粉、水淀粉、食用油各适量

做法
① 将莴笋、彩椒切丁。② 锅中注水烧开,加入莴笋、彩椒,煮至断生后捞出;热锅注油烧热,放入松仁,炸至微黄色,捞出。③ 锅底留油,放入蒜、葱爆香,倒入莴笋、彩椒炒熟,加入调味料炒匀盛出,撒上松仁即可。

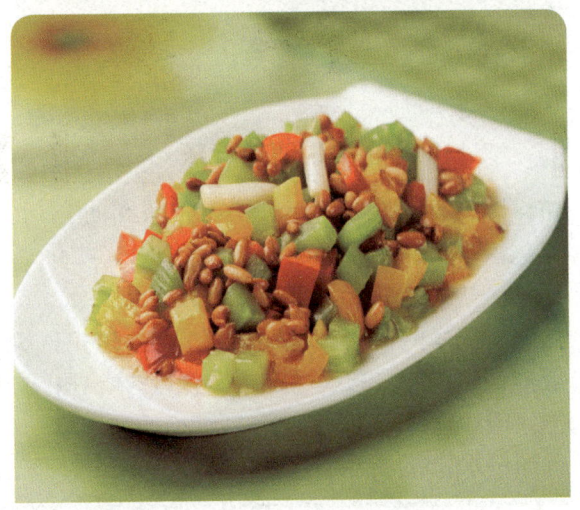

马蹄

【每日适宜用量】 100克左右

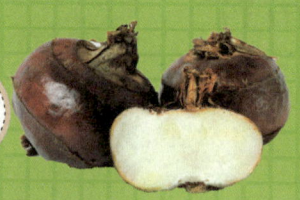

- 热量：59千卡
- 碳水化合物：14.2克
- 蛋白质：1.2克
- 脂肪：0.2克

降压原理

马蹄富含膳食纤维，能促进肠胃蠕动，降低胆固醇含量，降低血脂，防治动脉粥样硬化；还具有清热解毒、降血脂、利尿等作用，通过促进水盐代谢，降低血压。马蹄中含荸荠英等活性成分，具有抑菌、降血压等保健效果，尤其适合痰湿较重的高血压患者食用。

应用指南

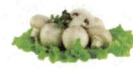 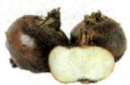 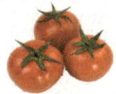

口蘑　　　马蹄　　　西红柿

生津止渴、清热降压

材料： 口蘑100克，马蹄100克，西红柿95克，蒜末少许

调料： 盐、鸡粉、食用油各适量

做法： 洗净的口蘑、马蹄切片；洗好的西红柿切小块。口蘑、马蹄，焯煮1分钟，捞出。用油起锅，放入蒜末、西红柿炒匀；放入焯过水的食材，加入调料炒至入味即可。

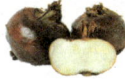 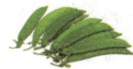 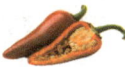

马蹄肉　　荷兰豆　　红椒

解毒消肿、利尿降压

材料： 马蹄肉90克，荷兰豆75克，红椒15克，姜片、蒜末各少许

调料： 盐3克，鸡粉2克，料酒4毫升，水淀粉、食用油各适量

做法： 马蹄肉切片；红椒切块。荷兰豆、马蹄肉、红椒，焯煮断生。用油起锅，放入姜片、蒜末、焯好的食材炒匀，加调料炒入味即可。

腐竹玉米马蹄汤

材料：排骨块200克，玉米段70克，马蹄60克，胡萝卜50克，腐竹20克，姜片少许

调料：盐、鸡粉各2克

做法

① 将胡萝卜切滚刀块；马蹄对半切开。② 锅中注水烧热，倒入排骨块，氽去血水，捞出。③ 砂锅中注水烧开，倒入排骨、胡萝卜、马蹄、玉米段、姜片，小火煲约1小时；倒入腐竹，续煮10分钟，加入调味料拌匀即可。

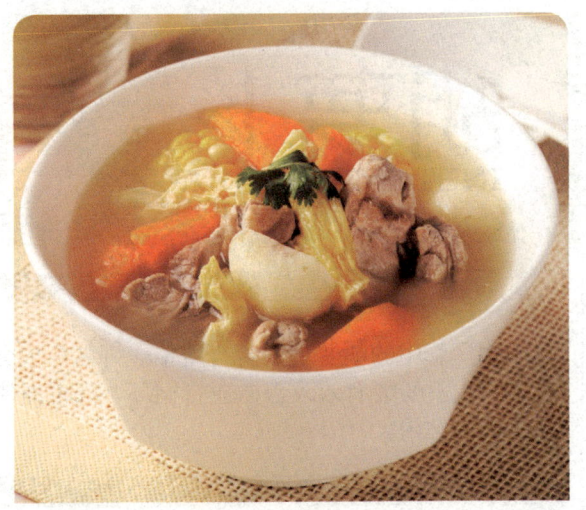

马蹄玉米炒核桃

材料：马蹄肉200克，玉米粒90克，核桃仁50克，彩椒35克，葱段少许

调料：白糖4克，盐、鸡粉各2克，水淀粉、食用油各适量

做法

① 将马蹄肉、彩椒切小块。② 锅中注水烧开，倒入玉米粒、马蹄肉、彩椒氽烫捞出。③ 用油起锅，倒入葱段爆香，放入焯过水的食材炒匀，放入核桃仁、调味料炒入味即可。

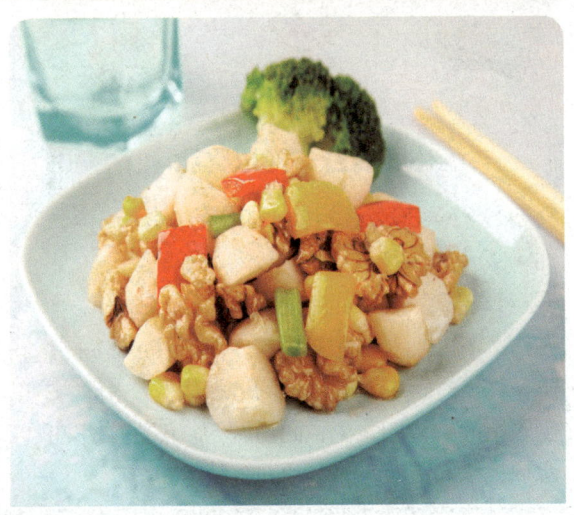

胡萝卜

【每日适宜用量】 50~100克

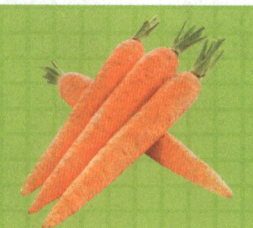

- 热量：37千卡
- 碳水化合物：8.8克
- 蛋白质：1克
- 脂肪：0.2克

降压原理

胡萝卜中的胡萝卜素含有琥珀酸钾盐等成分，能够降低血压，而且胡萝卜中富含的槲皮素、山柰酚能有效改善微血管循环，降低血脂，增加冠状动脉流量，具有降压、强心、降血糖等作用。

应用指南

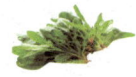 菠菜　 胡萝卜　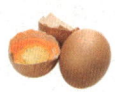 鸡蛋　　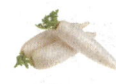 白萝卜　 胡萝卜　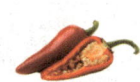 红椒

补肝明目、降压降脂

材料： 菠菜80克，胡萝卜100克，鸡蛋2个，面粉90克，葱花少许

调料： 盐3克，食用油适量

做法： 胡萝卜、菠菜切粒，焯煮断生后捞出。鸡蛋打碗中，放盐调匀，将胡萝卜和菠菜倒入蛋液中，加葱花、面粉调匀。煎锅中注油烧热，倒入蛋液，煎至两面金黄色即可。

降压降脂、润肠通便

材料： 白萝卜200克，胡萝卜100克，红椒30克

调料： 植物油4克，盐、鸡汤、香菜叶各适量

做法： 将白萝卜、胡萝卜均洗净，去皮，切丝；红椒去蒂洗净，切片。锅下油烧热，放入白萝卜丝、胡萝卜丝、红椒滑炒片刻，加盐炒匀，倒入鸡汤煮熟装盘，用香菜叶点缀即可。

胡萝卜鸡蛋羹

材料： 鸡蛋1个，胡萝卜100克，葱花少许
调料： 盐、鸡粉各2克，水淀粉、油各少许

做法

① 将鸡蛋打入碗中，打散调匀，制成蛋液；胡萝卜洗净去皮切粒。② 锅中注水烧开，倒入胡萝卜粒、盐、鸡粉、食用油，略煮至汤汁沸腾；淋入水淀粉，拌匀至汤汁黏稠；倒入蛋液，搅匀至液面浮起蛋花，续煮至汤羹入味，最后撒上葱花即可。

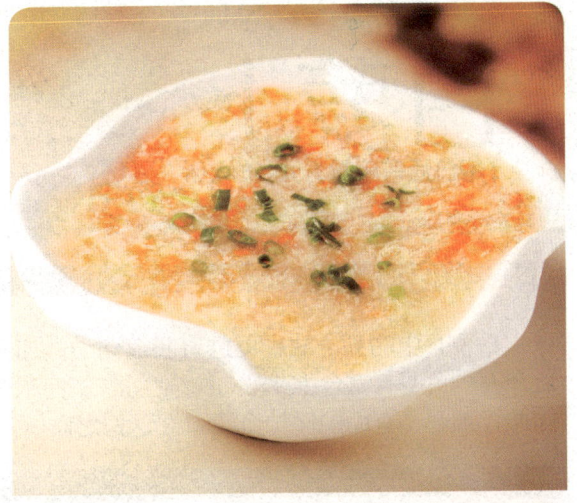

苦瓜胡萝卜粥

材料： 水发大米140克，苦瓜45克，胡萝卜60克

做法

① 将胡萝卜洗净去皮切成粒；苦瓜洗净切开，去瓜瓤，再切条形，改切成丁，备用。② 砂锅中注入适量清水烧开，倒入备好的大米、苦瓜、胡萝卜，搅拌均匀，烧开后用小火煮约40分钟至食材熟软，搅拌片刻。③ 关火后盛出煮好的粥即可。

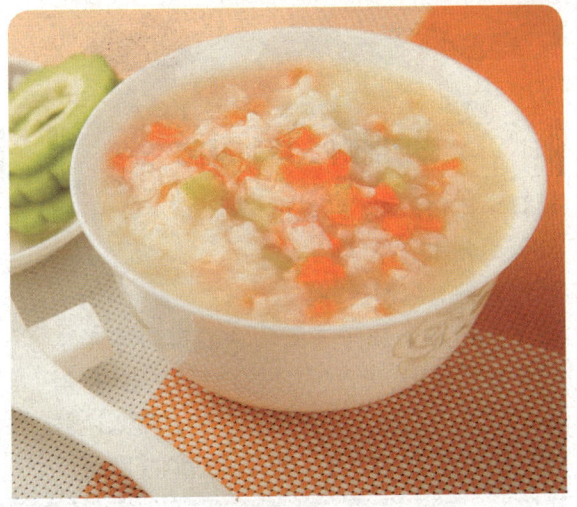

白萝卜

【每日适宜用量】 200克左右

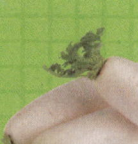

- 热量：21千卡
- 碳水化合物：5克
- 蛋白质：0.9克
- 脂肪：0.1克

降压原理

白萝卜中的芥子油可促进胃肠道蠕动，加速代谢废物的排出，可预防因便秘造成的血压升高。白萝卜富含维生素C和维生素E，有很强的抗氧化作用，能防止自由基侵害体内动脉血管细胞，有助于保护血管弹性、稳定血压。

应用指南

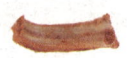 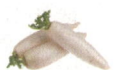 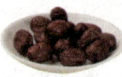

排骨段　　白萝卜　　红枣

滋阴润肺、降脂减肥

材料： 排骨段400克，白萝卜300克，红枣35克，姜片少许

调料： 盐、鸡粉各2克

做法： 白萝卜洗净去皮切块。排骨段汆水半分钟后捞出。砂锅中注水烧开，倒入排骨段、姜片、红枣，炖煮约30分钟；倒入白萝卜，续煮至食材熟透，加调味料调味即可。

 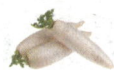 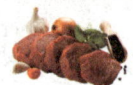

胡萝卜　　白萝卜　　牛肉

健脾养胃、降压降脂

材料： 胡萝卜120克，白萝卜230克，牛肉270克，姜片少许

调料： 盐2克，生抽6毫升

做法： 洗净去皮的白萝卜、胡萝卜切块；洗好的牛肉切块。锅中注水烧热，放入牛肉、姜片、生抽、盐，煮30分钟；倒入白萝卜、胡萝卜，焖煮至食材熟软，盛出即可。

香菇白萝卜汤

材料： 香菇20克，白萝卜170克，姜丝、葱花各少许

调料： 盐3克，鸡粉、油各适量

做法

①将白萝卜洗净去皮切块；香菇泡发好洗净切小块。②锅中注水烧开，加入油，放入姜丝、白萝卜块、香菇，用大火烧开后转中火煮5分钟至食材熟透；加入盐、鸡粉，拌匀调味，再撒入葱花即可。

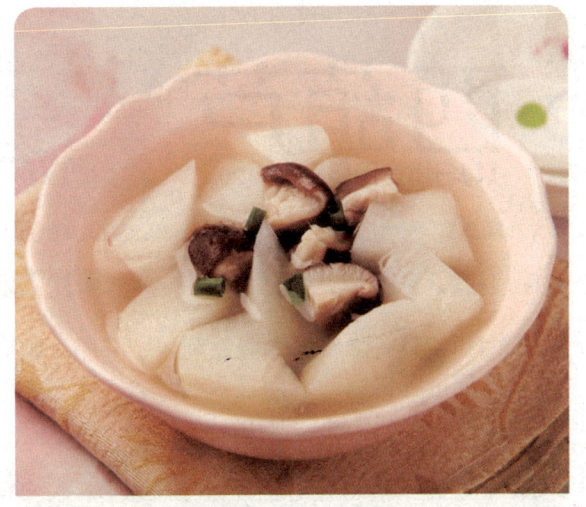

白萝卜丝炒黄豆芽

材料： 白萝卜400克，黄豆芽180克，彩椒40克，姜末、蒜末各少许

调料： 盐4克，鸡粉2克，食用油适量

做法

①将白萝卜、彩椒洗净切粗丝。②锅中注水烧开，加入黄豆芽、白萝卜丝、彩椒丝，略煮片刻，捞出。③用油起锅，放入姜末、蒜末爆香，倒入焯煮好的食材，翻炒匀，加入调味料炒至食材熟透即可。

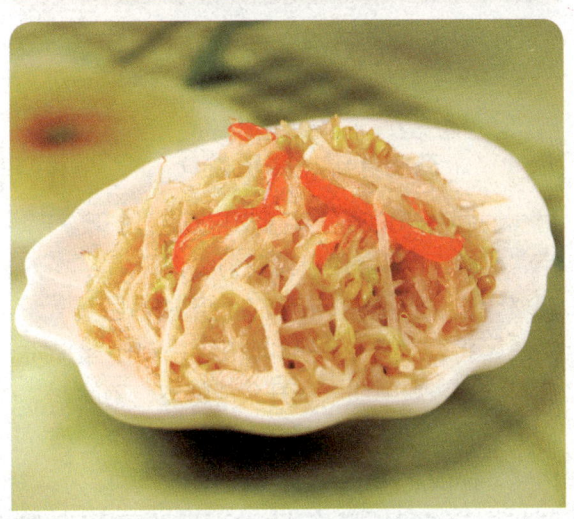

西葫芦

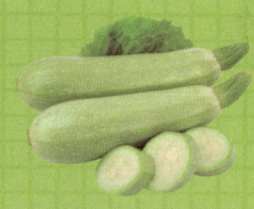

【每日适宜用量】80~120克

- 热量：18千卡
- 碳水化合物：3.8克
- 蛋白质：0.8克
- 脂肪：0.2克

降压原理

西葫芦具有降压、除湿、利尿、降脂、镇痛、促消化的功效，尤其是西葫芦所含的纤维素能促进肠胃蠕动，而且西葫芦含有丰富的维生素C、钾元素及大量的水分，能促进钠盐的排泄，有利于降低血压。

应用指南

 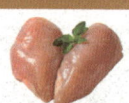 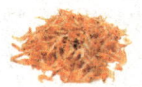

西葫芦　　鸡胸肉　　虾皮

滋阴补虚、降压益气

材料： 西葫芦100克，鸡胸肉120克，虾皮30克，枸杞10克，姜片、葱花各少许

调料： 盐、鸡粉、水淀粉、食用油各适量

做法： 将西葫芦、鸡胸肉切丝；鸡肉丝加调料腌渍。锅中注水烧开，放虾皮、姜片、枸杞、食用油，煮3分钟；放入西葫芦、鸡肉丝，搅散煮熟；加盐、鸡粉搅匀即可。

  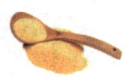

西葫芦　　面粉　　玉米粉

降压降脂、保护血管

材料： 西葫芦100克，面粉200克，玉米粉100克，白芝麻15克

调料： 盐4克，鸡粉2克，食用油适量

做法： 将西葫芦洗净切粒焯水，加玉米粉、盐、鸡粉、面粉、水、食用油，搅成面糊。煎锅中倒食用油，放面糊，煎成形；撒白芝麻，煎成金黄色，再撒白芝麻，略煎即可。

西葫芦炒肚片

材料：熟猪肚170克，西葫芦260克，彩椒30克，姜片、蒜末、葱段各少许

调料：盐2克，白糖2克，鸡粉2克，水淀粉5毫升，料酒3毫升，食用油适量

做法

① 将西葫芦洗净切片；彩椒洗净切块；熟猪肚切片。② 用油起锅，倒入姜、蒜、葱爆香，倒入猪肚炒匀，放料酒、彩椒、西葫芦、盐、白糖、鸡粉、水淀粉，炒入味即可。

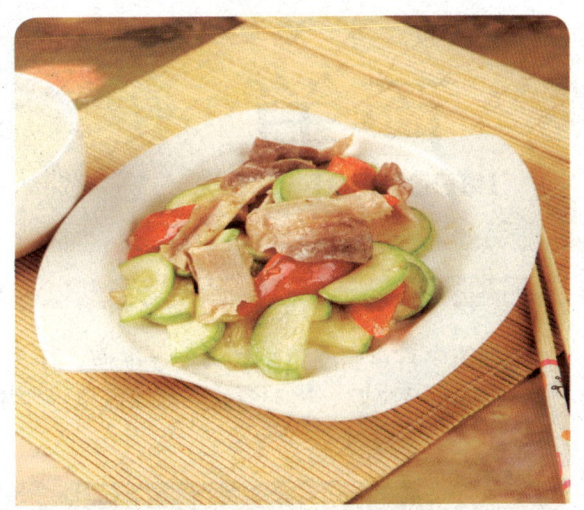

果仁凉拌西葫芦

材料：花生米100克，腰果80克，西葫芦400克，蒜末、葱花各少许

调料：盐4克，鸡粉3克，生抽4毫升，芝麻油2毫升，食用油适量

做法

① 将西葫芦洗净切片，汆水。② 花生米、腰果汆水后炸香。③ 把西葫芦倒入碗中，加入盐、鸡粉、生抽、蒜末、葱花、芝麻油、花生米、腰果，拌匀盛出即可。

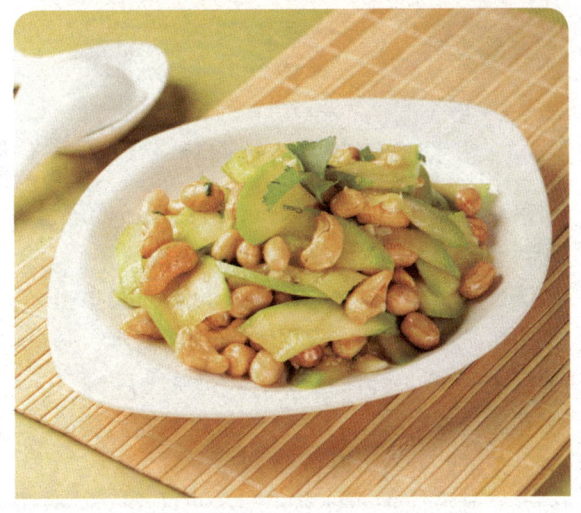

芦笋

【每日适宜用量】 40~60克

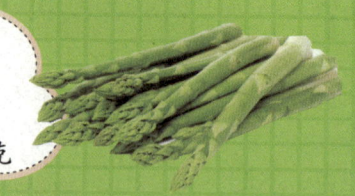

- 热量：19千卡
- 碳水化合物：4.9克
- 蛋白质：1.4克
- 脂肪：0.1克

降压原理

芦笋中含有槲皮黄酮和天门冬酰胺，槲皮黄酮有降血压、增强毛细血管弹性、降血脂、扩张冠状动脉、增加冠状动脉血流量等作用，而天门冬酰胺则可以扩张末梢血管、降低血压。

应用指南

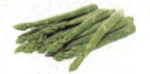 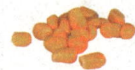 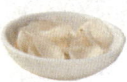

芦笋　　玉米粒　　鲜百合

降脂降压、清热润肺

材料： 芦笋300克，玉米粒、鲜百合各100克

调料： 芝麻油4克，鸡粉、盐各适量

做法： 将芦笋洗净，切段；玉米粒洗净；鲜百合洗净，浸泡片刻。烧沸适量清水，分别放入芦笋、鲜百合、玉米粒氽烫片刻，捞起沥干水。将所有原材料装盘，加盐、鸡精、芝麻油搅拌入味即可。

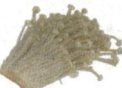 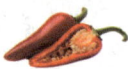

芦笋　　金针菇　　红椒

降压防癌、增强免疫

材料： 芦笋300克，金针菇200克，红椒、葱丝各适量

调料： 芝麻油4克，酱油、醋、盐各适量

做法： 将芦笋洗净切段；红椒洗净切丝；芦笋和金针菇氽水，摆盘，撒入红椒丝、葱丝。净锅加适量水烧沸，倒入适量酱油、醋、盐、芝麻油调匀，淋入盘中即可。

芦笋腰果炒墨鱼 （特别推荐）

材料： 芦笋80克，腰果30克，墨鱼100克，彩椒50克，姜片、蒜末、葱段各少许

调料： 盐4克，鸡粉3克，料酒8毫升，水淀粉6毫升，食用油适量

做法

① 将芦笋切段；彩椒切块；墨鱼切片，加调料腌渍。② 腰果、彩椒、芦笋、墨鱼分别氽水；腰果炸香。③ 锅底留油，放入葱、姜、蒜爆香，放所有材料和调料炒熟即可。

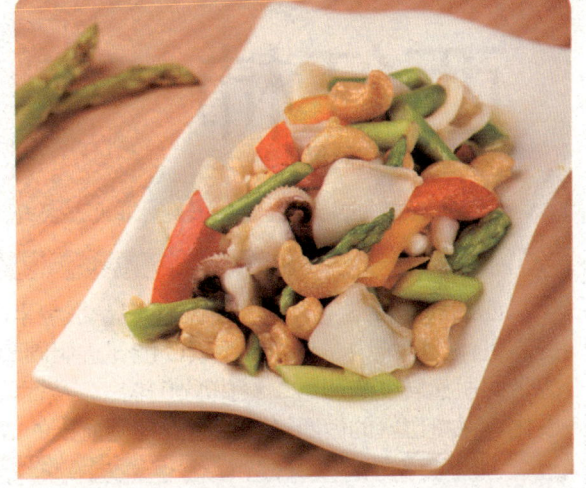

芦笋西红柿鲜奶汁 （特别推荐）

材料： 芦笋60克，西红柿130克，牛奶80毫升

做法

① 将芦笋洗净切段；西红柿洗净切小块，备用。② 取榨汁机，选择搅拌刀座组合，倒入芦笋、西红柿、矿泉水，选择"榨汁"功能，榨取蔬菜汁；倒入牛奶，再次选择"榨汁"功能，搅拌均匀。③ 把搅拌匀的蔬菜汁倒入杯中即可。

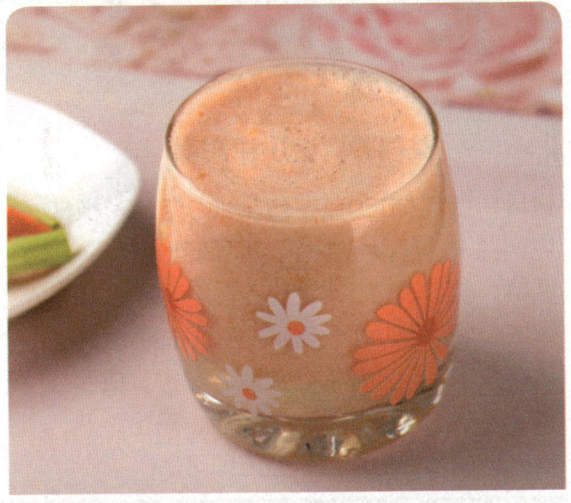

西红柿

【每日适宜用量】 200克

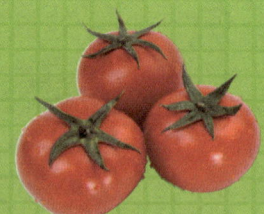

- 热量：19千卡
- 碳水化合物：4克
- 蛋白质：0.9克
- 脂肪：0.2克

降压原理

西红柿富含维生素A、B族维生素、维生素C及钙、镁、钾等矿物质，能增强免疫力，提高机体抗病能力。其中维生素C能促进胆固醇代谢，影响高密度脂蛋白含量，可将胆固醇带回胆囊转变成胆酸，经由肠道排出，从而降低总胆固醇含量，进而防止出现动脉粥样硬化，保持血管的健康通畅，达到控制血压的效果；而钾能促进钠盐排泄，降低血压。

应用指南

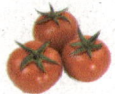 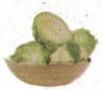 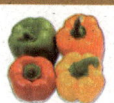

西红柿　　包菜　　彩椒

益气养胃、生津润燥

材料： 西红柿120克，包菜200克，彩椒60克，蒜末、葱段各少许，番茄酱10克

调料： 盐、鸡粉、水淀粉、食用油各适量

做法： 将彩椒、西红柿、包菜洗净切好；包菜余水。用油起锅，放蒜葱爆香，放西红柿、彩椒、包菜、番茄酱、盐、鸡粉炒熟，淋入适量水淀粉炒匀，盛出即可。

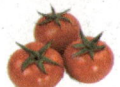  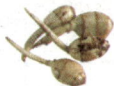

西红柿　　南瓜　　慈姑

利水消肿、平肝降压

材料： 慈姑150克，南瓜180克，西红柿100克，大白菜100克，葱花少许

调料： 盐2克，鸡粉2克，鸡汁、食用油各适量

做法： 将西红柿、大白菜、南瓜、慈姑洗净切好。锅中注水烧开，放食用油、盐、鸡粉、慈姑、南瓜、白菜、西红柿，用中火煮熟；倒入鸡汁搅匀，盛出，撒上葱花即可。

西红柿芹菜莴笋汁

材料： 西红柿100克，莴笋150克，芹菜70克
调料： 蜂蜜15克

做法

① 将芹菜洗净切段；莴笋洗净去皮切丁；西红柿洗净切丁。② 莴笋丁、芹菜段氽水。③ 取榨汁机，将食材倒入搅拌杯中，加入纯净水，选定选择"榨汁"功能，榨取果蔬菜汁，倒入蜂蜜拌匀。④ 将搅拌匀的果蔬菜蔬汁倒入杯中即可。

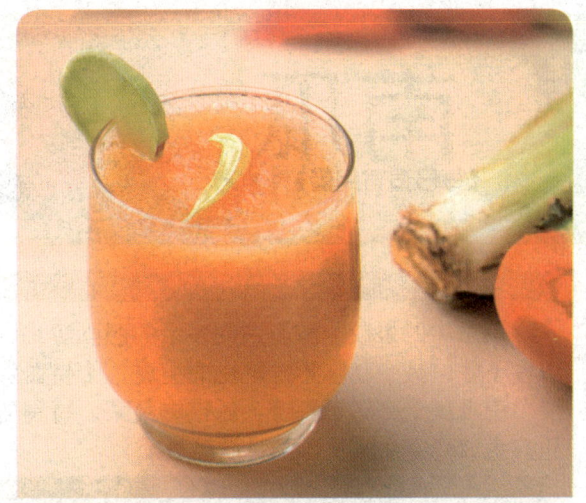

西红柿洋葱汤

材料： 西红柿150克，洋葱100克
调料： 盐2克，番茄酱15克，鸡粉、食用油各适量

做法

① 将去皮洗净的洋葱切成丝；洗好的西红柿切成小块，备用。② 锅中注油烧热，放入洋葱丝炒匀，倒入西红柿翻炒片刻；注水，烧开后煮2分钟至食材熟透；加入适量鸡粉、盐、番茄酱调味即可。

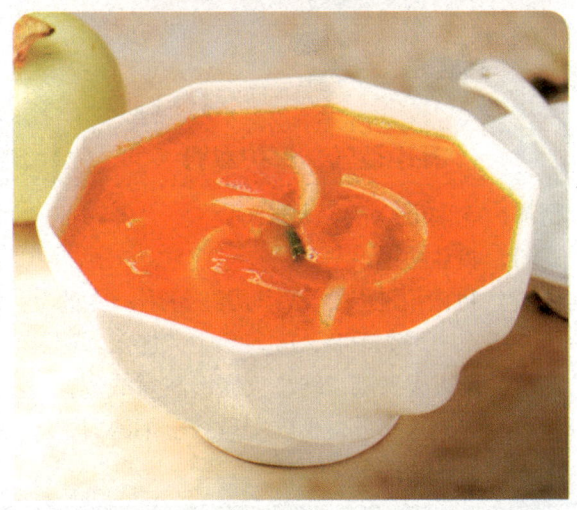

南瓜

【每日适宜用量】 100克

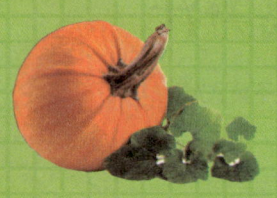

- 热量：22千卡
- 碳水化合物：5.3克
- 蛋白质：0.7克
- 脂肪：0.1克

降压原理

南瓜中的果胶能和肠道内多余的胆固醇结合，使胆固醇吸收减少，从而使血清胆固醇浓度下降，减少动脉粥样硬化的生成，维持血管弹性，从而稳定血压并防止病情进一步发展。南瓜属于高钙、高钾、低钠的蔬菜，特别适合中老年人和高血压病患者，有利于高血压病患者稳定血压及预防骨质疏松。

应用指南

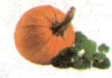 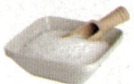  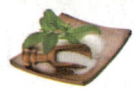

南瓜　　　大米　　　食盐　　　　　南瓜　　　黑豆　　　糖

补中益气、保护血管

材料： 老南瓜100克，大米50克
调料： 食盐适量
做法： 将南瓜去皮，洗净切细备用；大米放入清水中淘洗干净，放入锅中，加入适量清水，用大火煮沸，转小火慢慢熬煮成粥；待煮沸时放入南瓜，小火慢煮；至粥熟时，加入食盐调味即可。

润肠通便、降压降糖

材料： 南瓜50克，黑豆200克
调料： 糖10克
做法： 将黑豆洗净，泡水8小时，放入果汁机中搅打，倒入锅中煮沸，滤取汤汁，即成黑豆浆。南瓜削皮洗净，用挖球器挖成圆球，放入滚水煮熟，捞起沥干。将南瓜球、黑豆浆装杯，加糖搅匀即可。

南瓜鸡肉红米饭

材料：南瓜120克，鸡胸肉100克，水发红米180克，葱花少许

调料：盐3克，鸡粉2克，生抽3毫升，料酒4毫升，水淀粉、食用油各适量

做法

① 将南瓜、鸡胸肉洗净切丁；鸡肉加调料腌制。② 鸡肉丁加料酒、南瓜丁、生抽、鸡粉、盐，炒成酱料。③ 蒸碗中放红米、酱料，拌匀注水，蒸熟，撒上葱花即可。

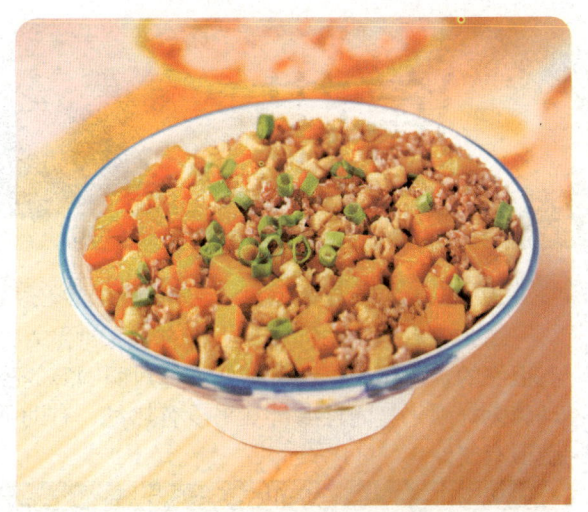

蒜香蒸南瓜

材料：南瓜400克，蒜末25克，香菜、葱花各少许

调料：盐2克，鸡粉2克，生抽4毫升，芝麻油2毫升，食用油适量

做法

① 将去皮洗净的南瓜切片，装盘。② 把蒜末、盐、鸡粉、生抽、食用油、芝麻油拌匀，调成味汁浇在南瓜片上。③ 把南瓜蒸熟取出，放上葱花、香菜，浇热油即可。

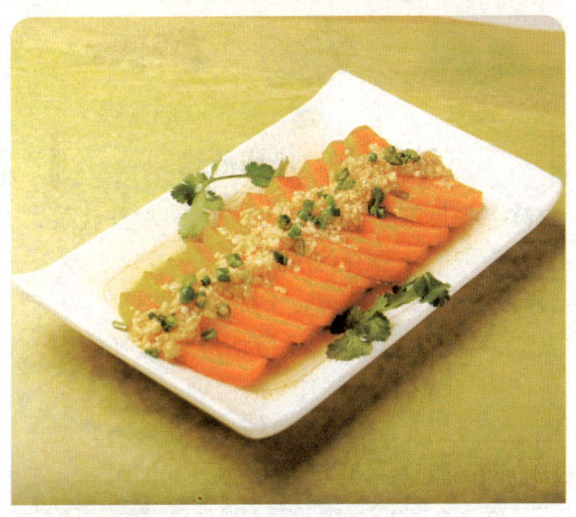

海带

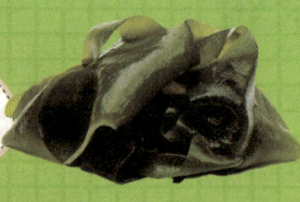

【每日适宜用量】50克左右

- 热量：12千卡
- 碳水化合物：2.1克
- 蛋白质：1.2克
- 脂肪：0.1克

降压原理

海带含有丰富的钾和钙，钾有平衡钠摄入过多的作用，并能扩张外周血管，对高血压有很好的食疗作用；钙可降低人体对胆固醇的吸收，从而降低血脂，维持血管弹性，预防动脉粥样硬化。而且海带几乎没有热量，有助于降低血脂，对于肥胖型高血压患者降脂减肥很有益处。

应用指南

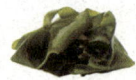 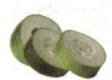 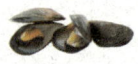

海带　　冬瓜　　水发淡菜

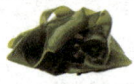 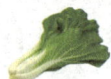 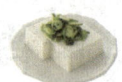

海带　　白菜　　豆腐

利水消肿、滋阴清热

材料：冬瓜300克，海带200克，水发淡菜150克，姜丝、葱花各少许

调料：盐、鸡粉各2克，料酒4毫升

做法：将洗净去皮的冬瓜切片；洗好的海带切块。锅中注水烧开，放淡菜、姜丝、料酒，煮至变软；倒入冬瓜片、海带拌匀，煮20分钟；加盐、鸡粉调味，煮入味即可。

益智健脑，降压降脂

材料：白菜200克，海带结80克，豆腐55克

调料：高汤、盐各少许，味精、香菜各3克

做法：将白菜洗净，撕成小块；海带结洗净；豆腐洗净，切块备用。炒锅上火，加入高汤，下入白菜、豆腐、海带结煲至熟，调入盐、味精，最后撒入香菜即可。

芹菜拌海带丝

材料： 水发海带100克，芹菜梗85克，胡萝卜35克

调料： 盐3克，芝麻油5毫升，凉拌醋10毫升，食用油少许

做法

① 将洗好的芹菜梗切段；洗净去皮的胡萝卜切丝；洗好的海带切丝。② 海带丝、胡萝卜丝、芹菜梗汆水。③ 将焯煮过的食材加盐、凉拌醋、芝麻油拌匀即可。

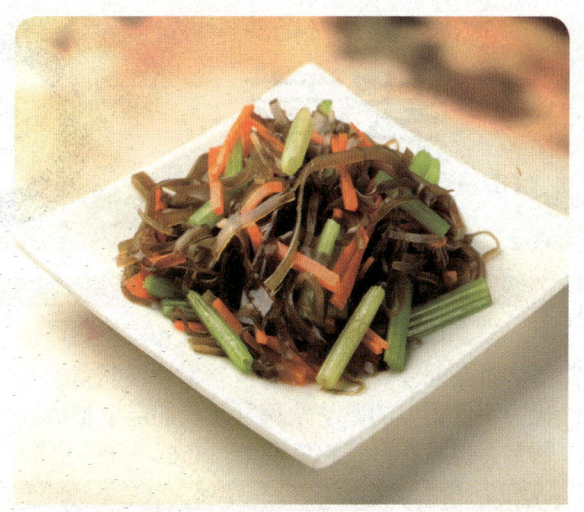

海带拌彩椒

材料： 海带150克，彩椒100克，蒜末、葱花各少许

调料： 盐3克，鸡粉2克，生抽、陈醋、芝麻油、食用油各适量

做法

① 将海带洗净切丝；彩椒洗净去籽切丝。② 彩椒、海带汆水。③ 将彩椒和海带放入碗中，倒入蒜末、葱花、生抽、盐、鸡粉、陈醋、芝麻油拌匀即可。

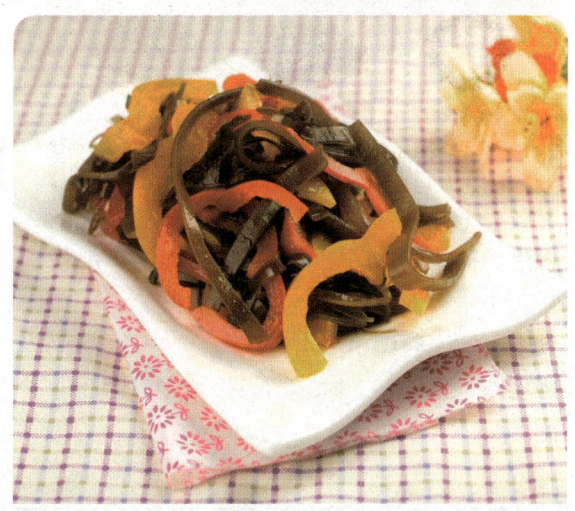

紫菜

【每日适宜用量】 10克（干品）

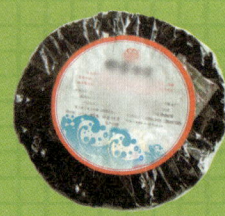

- 热量：207千卡
- 碳水化合物：44.1克
- 蛋白质：26.7克
- 脂肪：1.1克

降压原理

紫菜中含有丰富的膳食纤维和钾，可以促进人体中钠的排出，预防和治疗原发性高血压。紫菜的镁含量很高，被誉为"镁元素的宝库"，非常适合高血压患者食用，镁能降低代谢不良引发的脂肪堆积以及代谢症候群的发生，减轻药物或环境中的有害物质对血管的伤害，提高心血管的免疫力，降低血压、血脂。

应用指南

 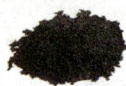 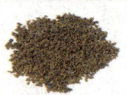 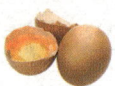 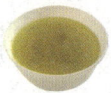

紫菜　　车前子　　决明子　　　　　紫菜　　鸡蛋　　鸡汤

清肝化痰、利尿降压

材料： 紫菜15克，车前子、决明子各10克

做法： 砂锅加入适量清水，将洗净的车前子和决明子放入，大火烧开后小火慢炖至药性析出，取出药汁，备用；将药汁放入锅中，加入备好紫菜末，搅拌均匀，大火煮沸后盛出即可。

清热利尿、降低血压

材料： 紫菜20克，鸡蛋2个，鸡汤1升

调料： 盐、鸡精、胡椒粉、糖、姜片各适量

做法： 将紫菜洗净，放入清水中泡发，捞出备用；将鸡汤倒入锅中，加入少许盐、糖、姜片，待汤煮沸时放入紫菜；最后将鸡蛋打成蛋花，倒入锅中，搅散，加入鸡精、胡椒粉即可。

花蛤紫菜汤

材料: 蛤蜊400克,水发紫菜80克,姜丝、香菜段各少许

调料: 盐2克,鸡粉2克,胡椒粉、食用油各适量

做法

①将蛤蜊洗净。②锅中注水烧开,放入蛤蜊、姜丝、盐、鸡粉、食用油,煮沸;加紫菜、胡椒粉,搅匀,继续搅拌片刻,至紫菜散开。③关火后盛出,撒香菜即可。

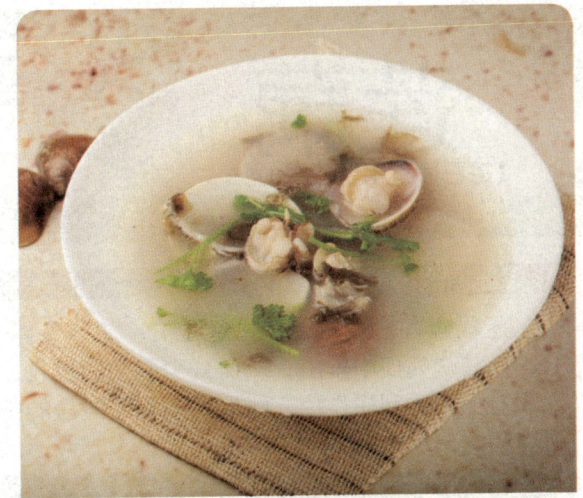

红烧紫菜豆腐

材料: 水分紫菜70克,豆腐200克,葱花少许

调料: 盐4克,白糖3克,水淀粉5毫升;生抽、老抽、鸡粉、食用油、香油各适量

做法

①将豆腐切小块,余水。②用油起锅,倒入豆腐略炒;加清水、紫菜、盐、鸡粉、生抽、老抽、白糖,翻炒至煮沸;倒入水淀粉、香油炒匀盛出,撒上葱花即可。

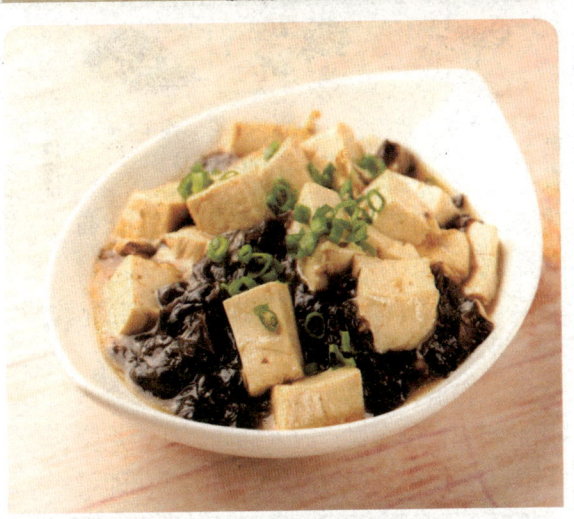

莲藕

【每日适宜用量】 100克

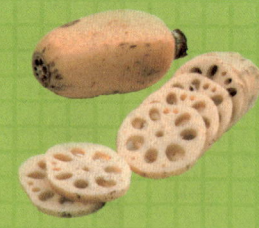

- 热量：70千卡
- 碳水化合物：16.4克
- 蛋白质：1.9克
- 脂肪：0.2克

降压原理

莲藕含有黏液蛋白和膳食纤维，能与人体内胆酸盐、食物中的胆固醇及三酰甘油结合，使其从粪便中排出，从而减少脂类的吸收，有利于高血压患者降脂减肥。莲藕中的钾元素有很好的利尿作用，能促进钠和尿酸盐的排出，从而降低血压，对预防高血压并发痛风有积极作用。

应用指南

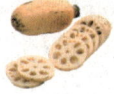 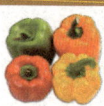 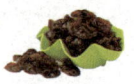 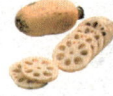 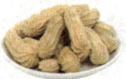 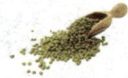

莲藕　　彩椒　　水发木耳　　　　莲藕　　水发花生　　水发绿豆

清热生津、养阴润燥

材料： 莲藕150克，彩椒100克，水发木耳45克，葱花少许

调料： 盐3克，鸡粉4克，蚝油10克，料酒10毫升，水淀粉5毫升，食用油适量

做法： 彩椒、莲藕、木耳洗净切好，汆水。用油起锅，倒食材，放入蚝油、盐、鸡粉、料酒、水淀粉，炒匀盛出，撒上葱花即可。

解毒消肿、润肺止咳

材料： 莲藕150克，水发花生60克，水发绿豆70克

调料： 冰糖25克

做法： 洗净去皮的莲藕切片。砂锅中注水烧开，放入洗好的绿豆、花生，煲煮约30分钟；倒入莲藕，续煮至食材熟透；放入冰糖，拌煮至溶化，盛出即可。

木瓜莲藕栗子甜汤

材料： 木瓜150克，莲藕100克，板栗100克，葡萄干20克，冰糖40克

做法
① 将莲藕、木瓜洗净去皮切丁；板栗洗净去皮切块。② 砂锅中注水烧开，倒入板栗、莲藕、葡萄干，用小火煮20分钟；放木瓜拌匀，倒入冰糖，拌匀，用小火续煮10分钟，至全部食材熟透，搅拌均匀。③ 关火后将煮好的甜汤盛出，装入碗中即可。

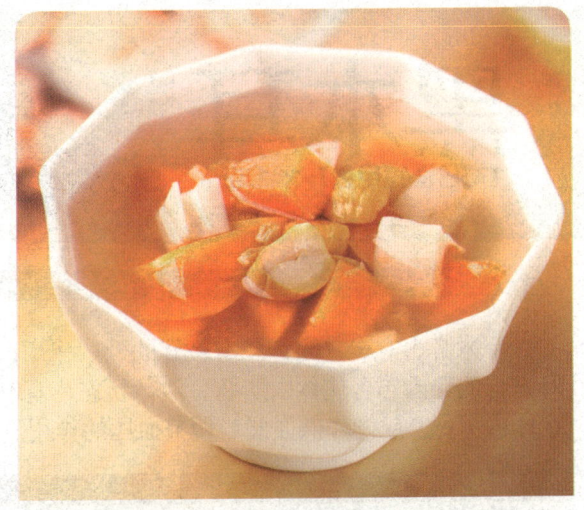

茄汁莲藕炒鸡丁

材料： 西红柿100克，莲藕130克，鸡胸肉200克，蒜末、葱段各少许

调料： 盐3克，水淀粉4毫升，白醋8毫升，番茄酱8克，白糖6克，料酒、鸡粉、食用油适量

做法
① 将莲藕、西红柿、鸡胸肉洗净切丁。② 鸡肉丁加调味料腌渍；藕丁氽水。③ 用油起锅，放蒜葱爆香，放鸡肉丁炒松散，加料酒、西红柿、莲藕、番茄酱、盐、白糖炒匀即可。

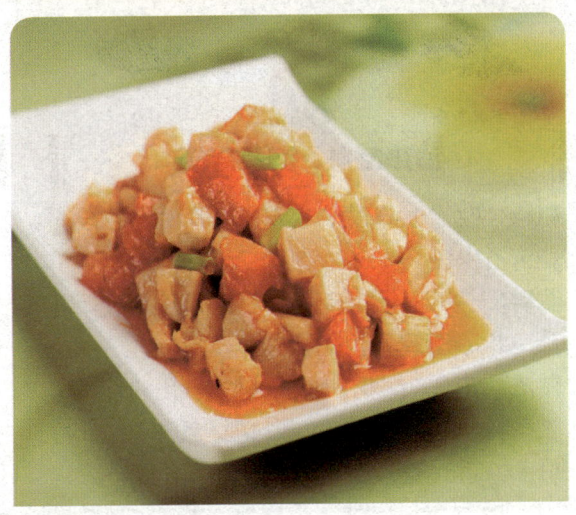

黑木耳

【每日适宜用量】 50克左右

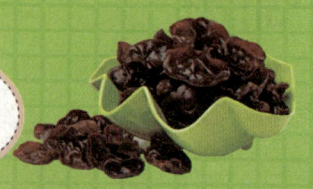

- 热量：205千卡
- 碳水化合物：65.6克
- 蛋白质：12.1克
- 脂肪：1.5克

降压原理

黑木耳含有丰富的钾，有较好的利尿作用，能促进钠盐的排泄，从而降低血压。黑木耳富含的卵磷脂可使体内脂肪呈液体状态，有利于脂肪在体内的充分消耗，并防止胆固醇在体内沉积，起到降低血脂、调节血压的作用。

应用指南

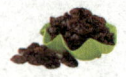 水发木耳　 胡萝卜　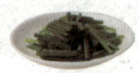 葱段

清热凉血、润肠降压

材料： 胡萝卜100克，水发木耳70克，葱段、蒜末各少许

调料： 盐3克，鸡粉4克，蚝油10克，料酒5毫升，水淀粉7毫升，食用油适量

做法： 木耳、胡萝卜切好，余水。用油起锅，放蒜末、木耳、胡萝卜，放料酒、蚝油、盐、鸡粉、水淀粉、葱段炒至食材入味，盛出即可。

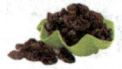 水发木耳　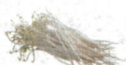 绿豆芽　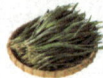 韭菜

养血润燥、降脂降压

材料： 韭菜100克，绿豆芽80克，水发木耳45克

调料： 盐、鸡粉、料酒、食用油各适量

做法： 木耳、韭菜洗净切好；木耳余水。用油起锅，放木耳、韭菜段炒匀，倒入洗净的绿豆芽翻炒，淋上料酒、炒香、炒透，加入适量盐、鸡粉调味，关火后盛出即可。

木耳鸡蛋西蓝花

材料： 水发木耳40克，鸡蛋2个，西蓝花100克，蒜末、葱段各少许

调料： 盐4克，鸡粉2克，生抽5毫升，料酒10毫升，水淀粉4毫升，食用油适量

做法

① 将木耳、西蓝花洗净切块，余水；鸡蛋加盐调匀，炒熟。② 锅中注油，放蒜葱爆香，倒入木耳、西蓝花、料酒、鸡蛋、盐、鸡粉、生抽、水淀粉炒熟即可。

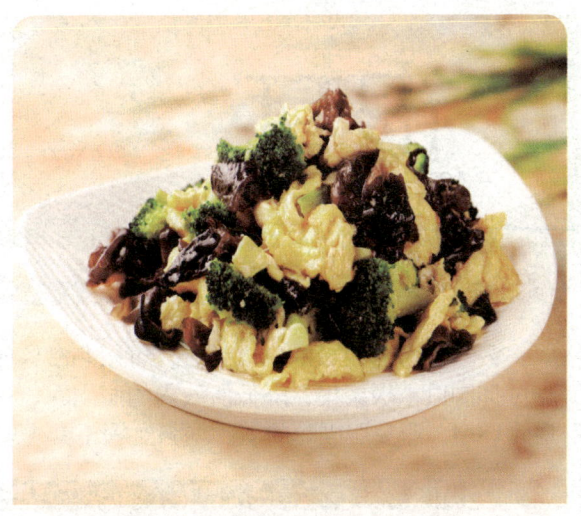

甜椒紫甘蓝拌木耳

材料： 紫甘蓝120克，彩椒90克，水发木耳40克，蒜末少许

调料： 盐3克，鸡粉2克，白糖3克，陈醋10毫升，芝麻油、食用油各适量

做法

① 将彩椒、紫甘蓝洗净切丝；木耳洗净；分别余水。② 将焯煮好的食材装入碗中，放入蒜末、陈醋、盐、鸡粉、白糖、芝麻油，搅拌至食材入味即可。

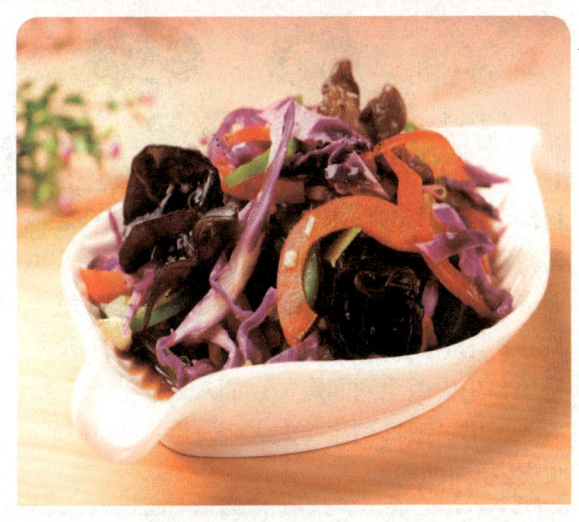

银耳

【每日适宜用量】 20克

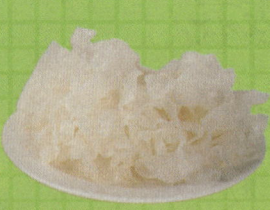

- 热量：200千卡
- 碳水化合物：67.3克
- 蛋白质：10克
- 脂肪：1.4克

降压原理

银耳内含有大量的膳食纤维，可以刺激胃肠蠕动，帮助胆固醇排出体外。银耳中的多糖可抑制血小板聚集，降低血液内的胆固醇、三酰甘油，预防血栓和动脉粥样硬化，保护血管环境，避免胆固醇附着，增强血管正常生理功能，促进血液循环，从而降低血压。

应用指南

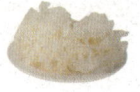 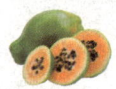 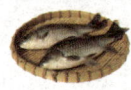 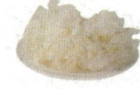 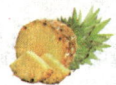 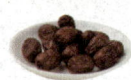

水发银耳　　木瓜　　鲫鱼　　　　水发银耳　　菠萝　　红枣

滋阴养血、健脾利湿

材料： 鲫鱼300克，木瓜40克，水发银耳100克
调料： 盐3克，食用油适量
做法： 将银耳洗净去根，撕成小块；鲫鱼洗净；木瓜洗净切块。炒锅注油烧热，放入鲫鱼，小火煎至两面焦黄；加入适量清水，放入木瓜、银耳和盐，大火烧开后，再用小火煲2小时即可。

滋阴清热、开胃降压

材料： 菠萝150克，水发银耳50克，红枣、冰糖适量
做法： 将银耳泡发洗净，撕成小朵；菠萝洗净去皮，切块；红枣洗净。汤锅加适量清水，放入备好的银耳、红枣，煮至银耳黏软；倒入菠萝块煮至熟，加冰糖溶化搅匀，盛出即可。

银耳莲子冰糖饮

材料： 水发银耳150克，水发莲子120克，冰糖适量

做法

① 将洗好的银耳切碎，剁成小朵。② 砂锅中注入适量清水烧热，倒入备好的银耳、莲子，烧开后用小火煮约20分钟至食材熟软；倒入备好的冰糖，搅拌均匀，用中火续煮约10分钟至食材熟透，持续搅拌片刻，使汤水味道均匀即可。

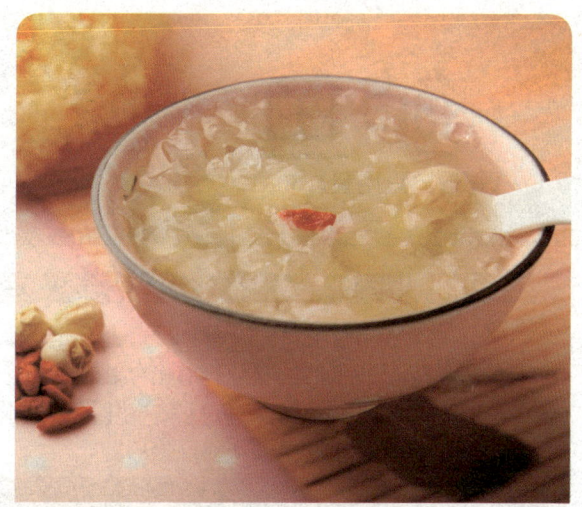

人参银耳汤

材料： 水发银耳100克，冬笋150克，上海青70克，人参片6克

调料： 冰糖25克

做法

① 将上海青洗净切瓣；银耳洗净切块；冬笋洗净去皮切片。② 砂锅注水烧开，放银耳、冬笋、人参片，搅匀，用小火煮20分钟；加冰糖、上海青，搅拌匀，煮至冰糖溶化。③ 把煮好的汤料盛入碗中即可。

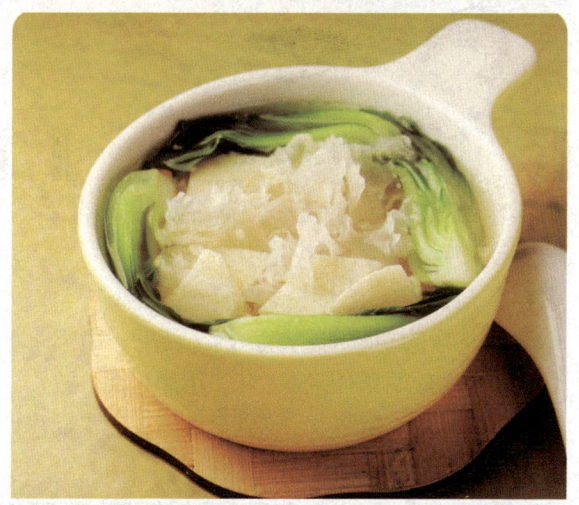

鲈鱼

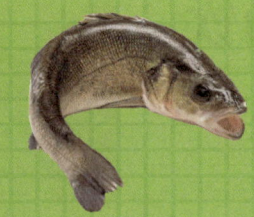

【每日适宜用量】 50~100克

- 热量：105千卡
- 碳水化合物：0克
- 蛋白质：18.6克
- 脂肪：3.4克

降压原理

鲈鱼富含蛋氨基酸和牛磺酸，二者都是含硫氨基酸，能影响血压的调节机制，使尿钠排出量增加，从而抑制钠盐对血压的影响，降低高血压的发病率；其所含的维生素和矿物质可降低血脂和胆固醇。鲈鱼具有补肝肾、益脾胃、化痰止咳之功效；其鱼油具有明显的调节血脂的功能，能够预防动脉硬化。

应用指南

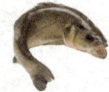 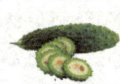 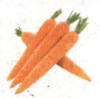

鲈鱼　　苦瓜　　胡萝卜

健脾益胃、降压清心

材料： 苦瓜100克，鲈鱼肉110克，胡萝卜40克，鸡腿菇70克，姜片、葱花各少许

调料： 盐、鸡粉、水淀粉、食用油各适量

做法： 洗净的胡萝卜、鸡腿菇、苦瓜、鱼肉切片；鱼片放调味料腌渍入味。用油起锅，放姜片、苦瓜片、胡萝卜、鸡腿菇炒匀；加水烧开，放盐、鸡粉、鱼片煮熟即可。

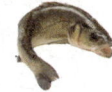 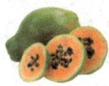 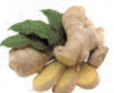

鲈鱼　　木瓜　　生姜

滋补营养、化痰止咳

材料： 鲈鱼350克，木瓜300克，姜少许

调料： 盐4克，鸡粉2克，胡椒粉、料酒各适量

做法： 将木瓜去皮，洗净后切块；鲈鱼煎至断生。砂锅中注水烧开，倒入鲈鱼，淋入料酒，煮沸后用小火再煮约15分钟；放入木瓜、姜片，煮至食材熟软；加盐、鸡粉、胡椒粉拌匀即可。

鲈鱼西蓝花粥
（特别推荐）

材料： 水发大米120克，鲈鱼150克，西蓝花75克，枸杞少许

调料： 盐、鸡粉各2克，水淀粉适量

做法

①将西蓝花洗净切小朵；鲈鱼肉洗净去除鱼骨，鱼肉切细丝，加调料拌匀腌渍。②砂锅中注水烧开，倒入大米、枸杞，拌匀，烧开后用小火煮30分钟；倒入西蓝花，用小火续煮约10分钟；放鱼肉丝拌匀，煮熟即可。

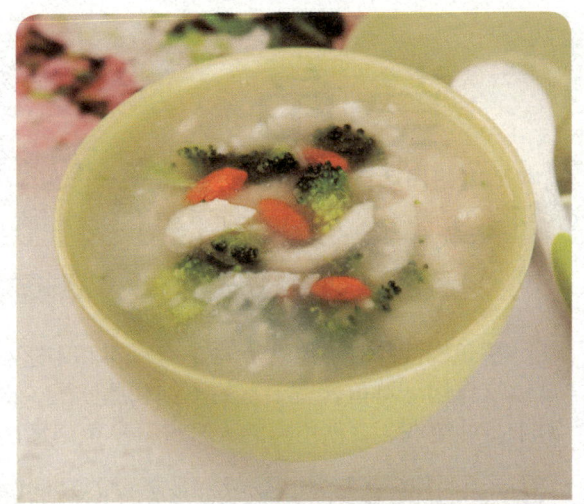

清蒸开屏鲈鱼
（特别推荐）

材料： 鲈鱼500克，姜丝、葱丝、彩椒丝各少许

调料： 盐2克，鸡粉2克，胡椒粉少许，料酒8毫升

做法

①将鲈鱼切成相连的块状，放调味料腌渍，放入盘中摆成孔雀开屏造型，放入蒸锅蒸熟后取出。②撒上姜丝、葱丝、彩椒丝，浇上热油，由盘底加入蒸鱼豉油即可。

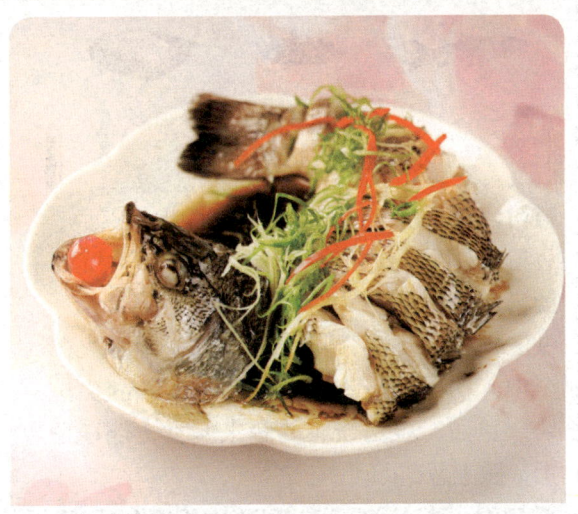

草鱼

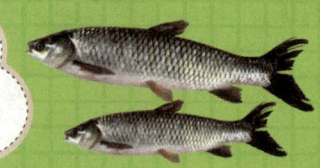

【每日适宜用量】 50克

- 热量：113千卡
- 碳水化合物：0克
- 蛋白质：16.6克
- 脂肪：5.2克

降压原理

草鱼肉性味甘、温、无毒，有暖胃和中之功效；草鱼胆有明显降压作用，有祛痰及轻度镇咳作用。草鱼含有丰富的不饱和脂肪酸，对血液循环有利，可有效降低血压、血脂，对于身体瘦弱、食欲不振的人来说，草鱼肉嫩而不腻，可以开胃、滋补。

应用指南

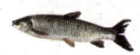 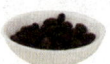 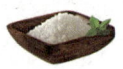 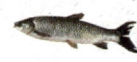 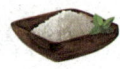

草鱼　　　豆豉　　　盐　　　　　草鱼尾　　　料酒　　　盐

发汗解表、增强免疫

材料： 草鱼1条，豆豉20克，红尖椒块80克，豆瓣酱、豆豉、葱花、姜末、蒜末各适量

调料： 盐、料酒、水淀粉、食用油各适量

做法： 草鱼洗净，腌渍，余水，用小火煎至熟，捞出装盘。锅内留油，放入红尖椒块、豆豉、豆瓣酱、姜蒜末煸香，倒在鱼上，撒上葱花即可。

滋补开胃、降低血压

材料： 草鱼尾300克，红椒粒、葱花、面粉各适量

调料： 料酒、盐、食用油各适量

做法： 草鱼尾处理干净，用盐、料酒腌渍入味；面粉加水调匀，涂抹在鱼尾上，装盘，入笼蒸8分钟后取出。将红椒粒、葱花入油锅炒香，淋在鱼尾上，配上盘饰即可。

菠萝炒鱼片

材料：菠萝肉75克，草鱼肉150克，红椒25克，姜片、蒜末、葱段各少许

调料：豆瓣酱7克，盐2克，鸡粉2克，料酒4毫升，水淀粉、食用油各适量

做法

① 将菠萝肉、红椒切块；草鱼肉切片，加调味料腌渍，滑油。② 用油起锅，放入姜、蒜、葱爆香，放红椒块、菠萝肉、鱼片、盐、鸡粉、豆瓣酱、料酒、水淀粉，翻炒入味即可。

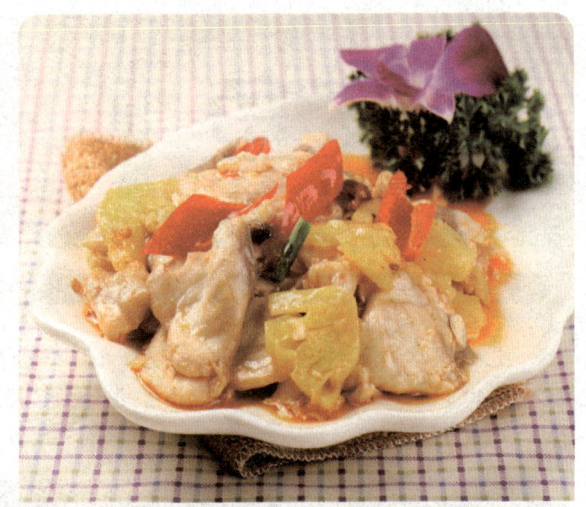

啤酒炖草鱼

材料：草鱼块350克，啤酒200毫升，姜片、蒜末、葱段各少许

调料：盐3克，鸡粉2克，料酒4毫升，食用油适量

做法

① 将草鱼块放盐、料酒，腌渍。② 用油起锅，放姜片爆香；放鱼块，小火煎香；放蒜末、啤酒、盐、鸡粉，拌匀调味，煮沸后用小火煮熟盛入碗中，撒上葱段即可。

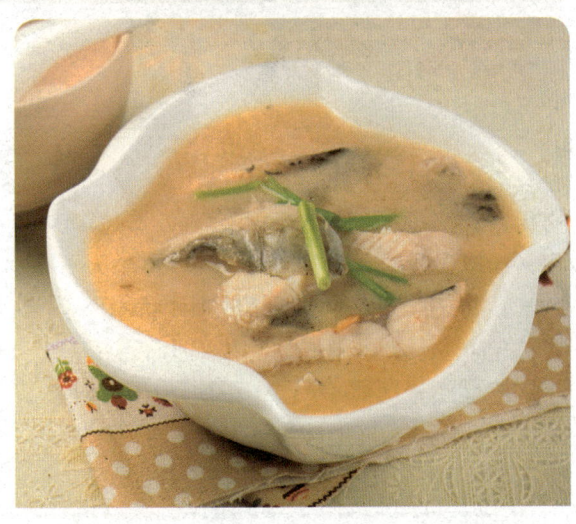

三文鱼

【每日适宜用量】 80克左右

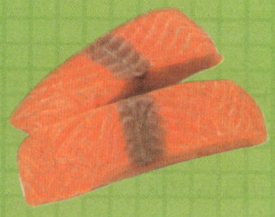

- 热量：139千卡
- 碳水化合物：0克
- 蛋白质：17.2克
- 脂肪：7.8克

降压原理

三文鱼含有丰富的不饱和脂肪酸，能降低血液中胆固醇和三酰甘油的含量，可调节血压、降低血脂，防治心血管疾病，还能补充优质蛋白质，提高机体免疫力，是高血压患者的良好食物之一。

应用指南

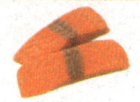 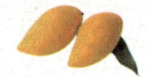  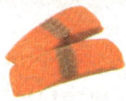 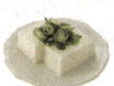 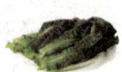

三文鱼　　芒果　　柠檬　　　　　　三文鱼　　豆腐　　莴笋叶

补虚养胃、消肿降压

材料： 三文鱼260克，芒果300克，柠檬30克，沙拉酱适量

做法： 将洗净去皮的芒果切成圆片状和小丁块；洗净的三文鱼制成圆片状和小丁块；洗净的柠檬部分切薄片，留一小块待用。取盘子，放芒果片，挤上沙拉酱，放芒果丁，盖上三文鱼肉片，放柠檬片，挤柠檬汁即可。

清热润燥、凉血降压

材料： 三文鱼100克，豆腐240克，莴笋叶100克，姜片少许

调料： 盐、鸡粉、水淀粉、食用油各适量

做法： 洗净的莴笋叶切段；豆腐切块；三文鱼切片，放调味料拌匀腌渍。锅中注水烧开，放食用油、盐、鸡粉、豆腐，煮沸；再放姜片、莴笋叶、三文鱼煮熟即可。

三文鱼金针菇卷

材料：三文鱼160克，金针菇65克，芥菜叶50克，蛋清30克

调料：盐3克，胡椒粉2克，生粉、食用油各适量

做法

① 将将芥菜汆水；三文鱼切片，加调料腌渍；蛋清、生粉制成蛋液。② 铺平鱼肉片，放入金针菇卷成卷，用蛋液封口，制成鱼卷生坯，煎熟盛出，摆放在芥菜上即可。

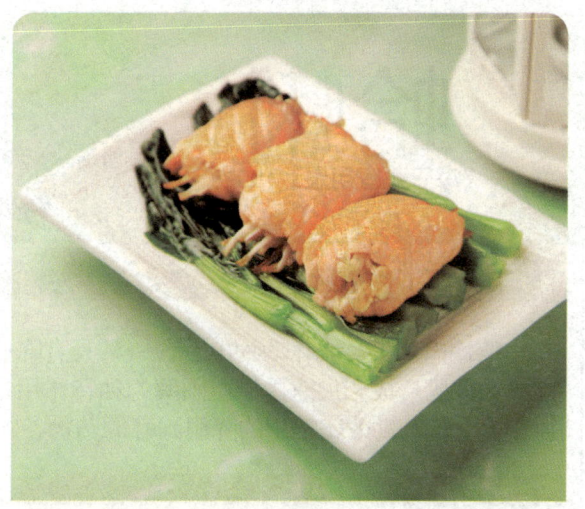

蔬菜三文鱼粥

材料：三文鱼120克，胡萝卜50克，芹菜20克

调料：盐3克，鸡粉3克，水淀粉3克，食用油适量

做法

① 将芹菜、胡萝卜切粒；三文鱼切片，放调味料腌渍。② 砂锅注水烧开，倒入水发大米、油，慢火煲熟；倒入胡萝卜粒、三文鱼、芹菜、盐、鸡粉，煮熟，盛出即可。

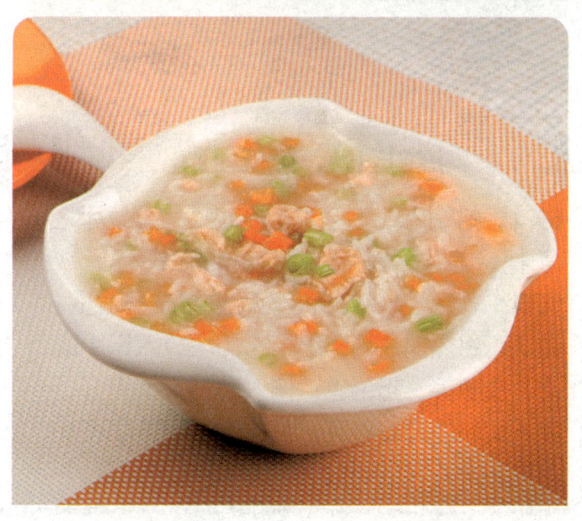

蛤蜊

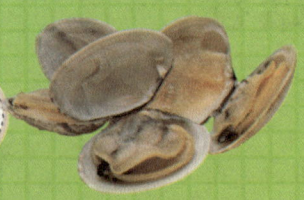

【每日适宜用量】100克

- 热量：62千卡
- 碳水化合物：2.8克
- 蛋白质：10.1克
- 脂肪：1.1克

降压原理

蛤蜊肉等贝类软体动物中，含一种具有降低血清胆固醇作用的成分，它们兼有抑制胆固醇在肝脏合成和加速排泄胆固醇的独特作用，从而使体内胆固醇含量下降，降低血压、血脂。它们的功效比常用的降胆固醇的药物谷固醇更强，对高血压、高血脂患者有益。

应用指南

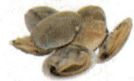 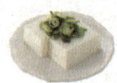 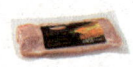

蛤蜊　　豆腐　　培根

滋阴润燥、降低血脂

材料：蛤蜊250克、豆腐200克、培根1片，葱1根、姜2片、高汤1碗（500ml左右）

调料：盐1小勺、白胡椒粉、食用油各适量

做法：将热锅注油，培根肉切块放入锅中煸香，放葱姜一起爆香；倒入高汤大火煮开，放入切块的豆腐煮开，再放入蛤蜊，中火加盖煮5分钟；最后调入盐和白胡椒粉即可。

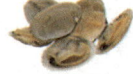 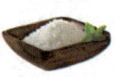

蛤蜊肉　　食盐　　食用油

滋阴润燥、健脾开胃

材料：蛤蜊肉200克

调料：食用油、盐适量

做法：将备好的蛤蜊肉清洗干净。锅中注入适量清水，加入适量食用油，加入洗好的蛤蜊肉，盖上盖子，大火烧开后以小火炖煮至熟；加入适量盐，搅匀调味；关火后盛出即可。

蛤蜊炒饭

材料： 蛤蜊肉、洋葱、胡萝卜、彩椒各40克，芹菜25克，鲜香菇35克，米饭150克

调料： 盐、鸡粉、胡椒粉、食用油适量

做法

① 将胡萝卜、香菇、芹菜、彩椒、洋葱洗净切粒。② 胡萝卜、香菇氽水。③ 用油起锅，放芹菜、彩椒、洋葱炒香；放米饭、蛤蜊肉、胡萝卜、香菇、盐、鸡粉、胡椒粉炒熟，翻炒片刻即可。

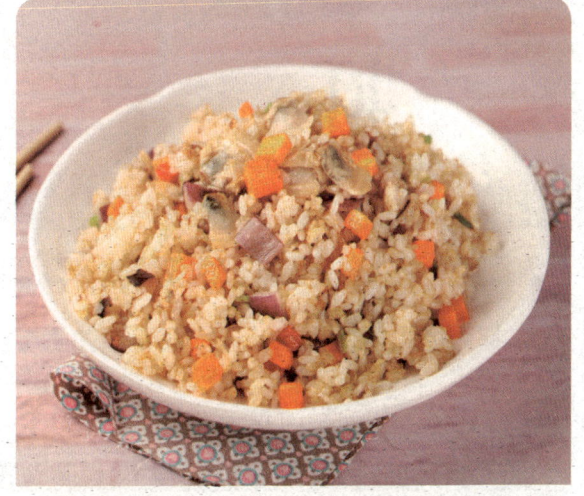

葫芦瓜炒蛤蜊

材料： 葫芦瓜350克，彩椒45克，蛤蜊230克，蒜末、姜片、葱段各少许

调料： 盐2克，鸡粉2克，蚝油10克，料酒10毫升，水淀粉5毫升，食用油适量

做法

① 将葫芦瓜去皮洗净切片；彩椒洗净切块；蛤蜊去内脏；分别氽水。② 用油起锅，放入全部材料炒熟，加调料炒匀即可。

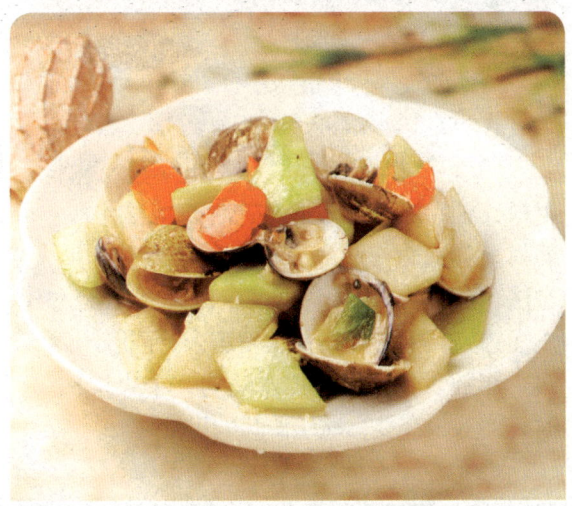

虾

【每日适宜用量】 30~50克

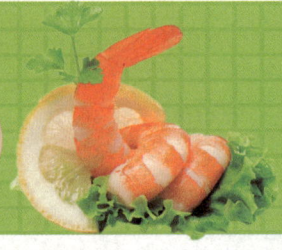

- 热量：93千卡
- 碳水化合物：2.8克
- 蛋白质：18.6克
- 脂肪：0.8克

降压原理

虾富含蛋白质、脂肪、谷氨酸、维生素B_1、维生素B_2、维生素B_3以及钙、磷、铁、硒等矿物质。除了能稳定血管平滑肌细胞膜的钙通道，激活钙泵，泵入钾离子，限制钠内流，还能减少应激诱导的去甲肾上腺素的释放，从而起到降血压及降血脂的作用。

应用指南

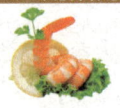 大虾　　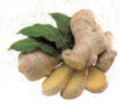 生姜　　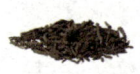 仙茅　　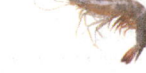 基围虾　　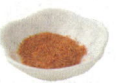 椒盐　　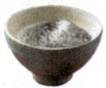 淀粉

补肾强筋、降压降脂

材料： 仙茅20克，大虾250克，生姜2片
调料： 盐适量
做法： 将仙茅用清水洗干净；大虾用清水洗净去壳，挑去虾肠；生姜切末。把以上原料一起放入瓦煲内，加水适量，中火煲1小时；加入少许盐，搅匀调味即可。

养血固精、化瘀解毒

材料： 基围虾500克
调料： 淀粉35克，椒盐15克，食用油适量
做法： 将虾洗净，捞起沥干水待用。炒锅烧热，下油烧至六七成热时，将干淀粉撒在虾上，然后放入锅中，炸至色红壳脆，捞起沥油。炒锅倒去油，接着将虾倒入锅中，撒上椒盐，颠翻几下，出锅装盘即可。

娃娃菜鲜虾粉丝汤

材料：娃娃菜270克，水发粉丝200克，虾仁45克，姜片、葱花各少许

调料：盐2克，鸡粉1克，胡椒粉适量

做法

① 将泡发好的粉丝切段；洗净的娃娃菜切段；虾仁洗净切块。② 砂锅中注水烧开，放入姜片、虾仁、娃娃菜，煮开后小火续煮5分钟；加盐、鸡粉、胡椒粉，拌匀；放入粉丝，拌匀煮熟，撒上葱花即可。

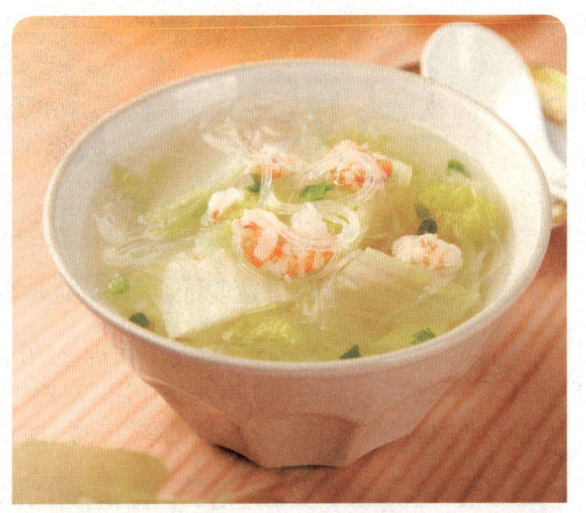

白果桂圆炒虾仁

材料：白果150克，桂圆肉40克，彩椒60克，虾仁200克，姜片、葱段各少许

调料：盐4克，鸡粉4克，胡椒粉1克，料酒8毫升，水淀粉10毫升，食用油适量

做法

① 将彩椒洗净切丁；虾仁洗净去虾线，加调味料腌渍约。② 白果、桂圆肉、彩椒、虾仁余水；虾仁滑油。③ 锅底留油，放入所有材料翻炒片刻至食材熟透即可。

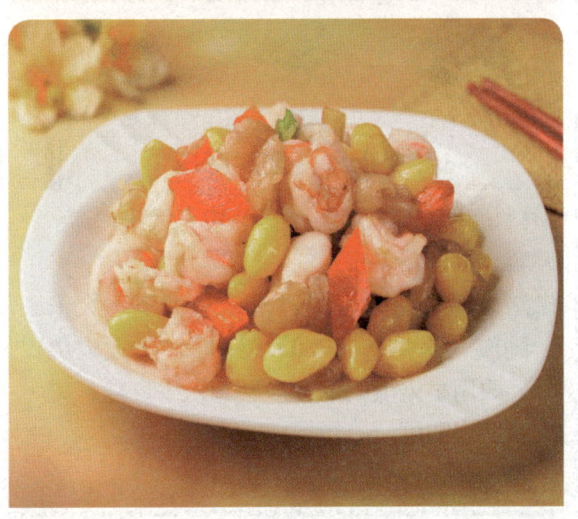

乌鸡

【每日适宜用量】150克

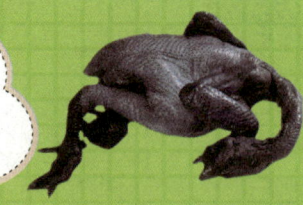

- 热量：111千卡
- 碳水化合物：0.3克
- 蛋白质：22.3克
- 脂肪：2.3克

降压原理

乌鸡中富含钾、磷等矿物元素，可促进钠从尿液中排泄，同时钾还可以减少钠升高对血管的不利影响，对血管损伤有防护作用。乌鸡的营养价值高于普通鸡，其降压降脂功效也很好。乌鸡中的烟酸，具有降低胆固醇和三酰甘油的功效，能促进血液循环、降低血脂。

应用指南

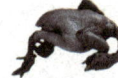 乌鸡肉　　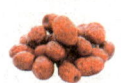 大枣　　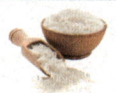 大米　　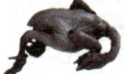 乌鸡　　 当归　　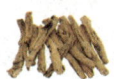 党参

养血止血、健脾降压

材料： 乌鸡肉150克，大枣15枚，大米100克
调料： 盐适量
做法： 将乌鸡肉切成碎末；与大枣、大米一同放入锅中，加入清水适量，上大火烧开，改用小火熬成粥；最后调入少许盐，关火后盛出即可。

保护血管、补虚强身

材料： 乌鸡1只，当归、党参各15克，葱、姜各适量
调料： 料酒、盐各适量
做法： 将乌鸡除内脏；把当归、党参、葱、姜放入乌鸡腹内。锅中加适量水，放入乌鸡，加适量料酒，置大火上烧沸，改用小火炖至乌鸡肉熟烂，加盐调味即可。

山药乌鸡粥

材料： 乌鸡块350克，山药160克，红枣15克，姜片、葱段各少许

调料： 盐、鸡粉各2克，胡椒粉、料酒适量

做法

① 将洗净去皮的山药切块。② 乌鸡块汆水。③ 砂锅中注水烧热，放入红枣、姜片、葱段、乌鸡块、料酒，拌匀烧开后用小火煮1小时；倒入山药块煮熟；加盐、鸡粉、胡椒粉，拌匀调味，煮入味即可。

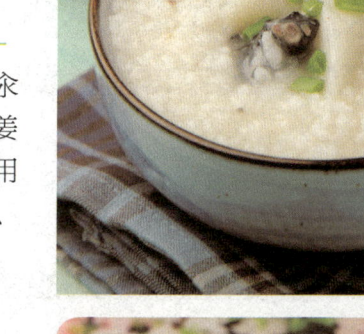

当归乌鸡墨鱼汤

材料： 乌鸡块350克，墨鱼块200克，鸡血藤、黄精各20克，当归15克，姜、葱各少许

调料： 盐3克，鸡粉2克，料酒、胡椒粉各适量

做法

① 将墨鱼块、乌鸡块汆水。② 砂锅中注水烧开，放鸡血藤、黄精、当归、姜片、汆过水的材料、葱条、料酒，烧开后用小火煲煮约60分钟；拣去葱条，加盐、鸡粉、胡椒粉调味，煮至汤汁入味即可。

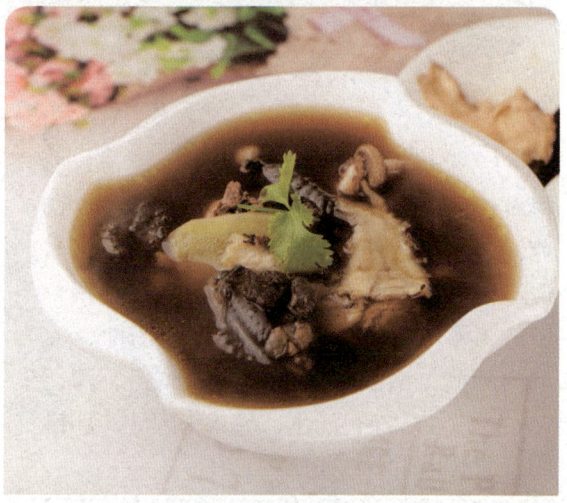

牛肉

【每日适宜用量】 80克

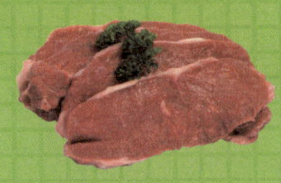

- 热量：106千卡
- 碳水化合物：1.2克
- 蛋白质：20.2克
- 脂肪：2.3克

降压原理

牛肉富含优质蛋白质，其氨基酸组成比猪肉更接近人体需要，有利于降低高血压发病率，缓解高钠饮食引起的高血压病情，还能提高机体抗病能力，而且牛肉脂肪和胆固醇含量比猪肉低，因此高血压患者适量食用牛肉有益健康。

应用指南

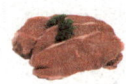 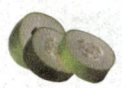 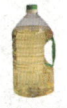 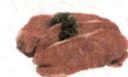 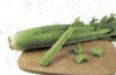

牛肉　　冬瓜　　植物油　　　　牛肉　　芹菜　　胡萝卜片

健脾养胃、利水消肿

材料： 牛肉135克，冬瓜180克，植物油5克，姜片、蒜末、葱段各少许

调料： 盐、料酒、水淀粉、食用油各适量

做法： 冬瓜去皮切片；牛肉洗净切片，放调料腌渍，滑油。用油起锅，放姜、蒜、葱、冬瓜片炒熟；注水，放入牛肉片；加料酒、盐调味即可。

降低胆固醇、降压降糖

材料： 牛肉片80克，胡萝卜片、芹菜片各10克

调料： 色拉油、红砂糖各5克，姜末10克食用油适量

做法： 胡萝卜片、芹菜片焯水捞出。锅烧热，倒入色拉油，放入姜末爆香，倒入红砂糖炒香；放入牛肉片炒至变色，加少量水，转小火煮至收汁；撒上胡萝卜片、芹菜片即可。

西蓝花炒牛肉

材料： 西蓝花300克，牛肉200克，彩椒40克，姜片、蒜末、葱段各少许

调料： 盐4克，鸡粉4克，生抽、蚝油、水淀粉、料酒各9毫升，食用油适量

做法

① 将西蓝花、彩椒洗净切块；牛肉洗净切片，腌渍；西蓝花汆水。② 用油起锅，放姜、蒜、葱、彩椒、牛肉、料酒、生抽、蚝油、鸡粉、盐、水淀粉炒匀，装盘即可。

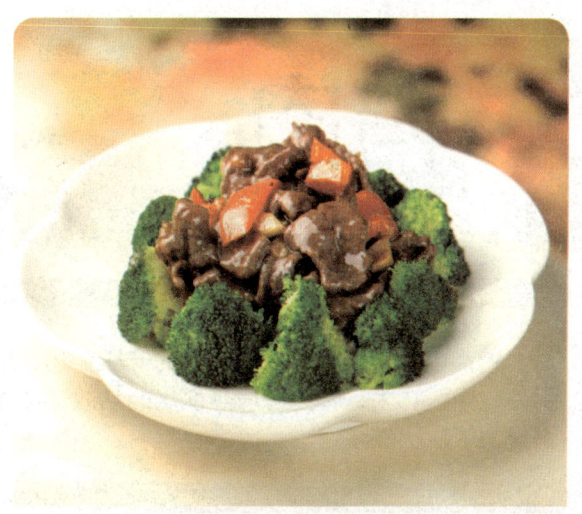

西红柿土豆炖牛肉

材料： 牛肉200克，土豆150克，西红柿100克，八角、香叶、姜、蒜、葱各少许

调料： 盐、鸡粉各2克，生抽、料酒、番茄酱各8克，食用油适量

做法

① 将食材洗净，切丁。② 牛肉丁腌渍，汆水。③ 用油起锅，放姜、蒜、葱、八角、香叶炒香；放牛肉丁、料酒、生抽、西红柿、土豆、盐、鸡粉、番茄酱炒匀，用小火炖熟即可。

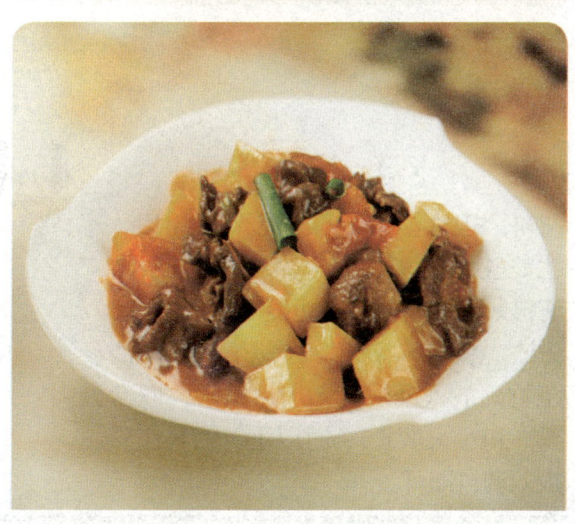

鸭肉

【每日适宜用量】60克

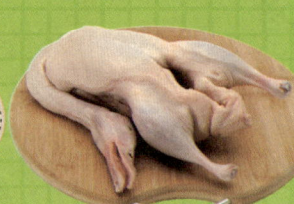

- 热量：240千卡
- 碳水化合物：0.2克
- 蛋白质：15.5克
- 脂肪：19.7克

降压原理

鸭肉中的钾能够有效对抗钠的升压作用，对于维持血压的稳定具有一定的食疗功效。另外，中医认为，鸭肉有清热润燥的功效，能够缓解由于血压升高而引起的头晕目眩、消渴乏力等症状。

应用指南

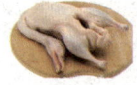 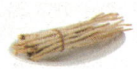 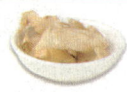

老鸭　　沙参　　玉竹

平肝、补肺、滋阴

材料：玉竹、沙参各50克，老鸭1只，葱、生姜各适量

调料：味精、精盐各适量

做法：将老鸭宰杀，处理干净，与沙参、玉竹同放入砂锅内，加适量水，以武火烧沸，再小火焖煮1小时以上，使鸭肉熟烂，放入调料即可。

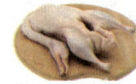 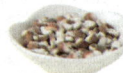 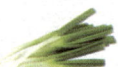

老鸭　　芡实　　葱

益脾益胃、健脾利水、固肾涩精

材料：芡实200克，老鸭1只，葱、姜各适量

调料：盐、料酒、味精各适量

做法：将老鸭宰杀后，洗净血水，鸭腹内放入洗净的芡实。把鸭子放入砂锅内，加水适量，以武火烧开，加入葱、姜、料酒，改文火炖煮约2小时，至鸭肉熟烂，加适量盐、味精调味即可。

胡萝卜豌豆炒鸭丁

材料：鸭肉160克，胡萝卜、豌豆各90克，彩椒50克，蒜葱少许

调料：盐、鸡粉各3克，料酒、生抽各5毫升，水淀粉、食用油各适量

做法

① 将胡萝卜、彩椒、鸭肉洗净切丁；鸭肉丁腌渍；胡萝卜丁、豌豆、彩椒块余水。② 用油起锅，放入所有材料和调料，炒匀，炒至食材熟透后盛出即可。

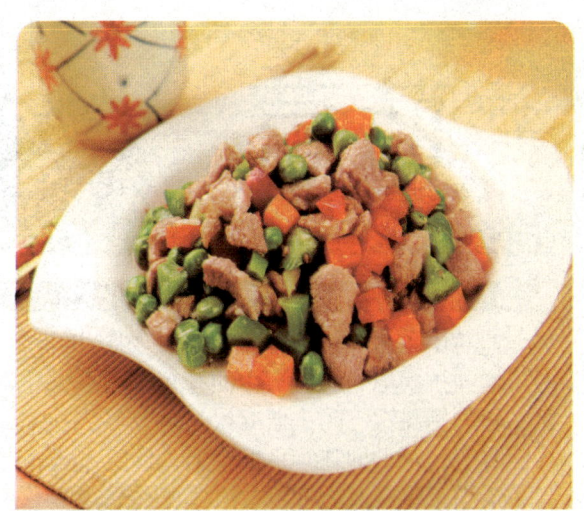

白芍鸭肉烧冬瓜

材料：冬瓜300克，鸭肉400克，白芍8克，姜片、葱花各少许

调料：料酒、生抽、蚝油各8克，盐、鸡粉各2克，水淀粉、食用油适量

做法

① 将冬瓜洗净去皮切块；鸭块余水。② 白芍煮出有效成分，盛出。③ 用油起锅，放姜片爆香，放入所有材料、调料炒匀，加水，大火收汁后盛出，撒上葱花即可。

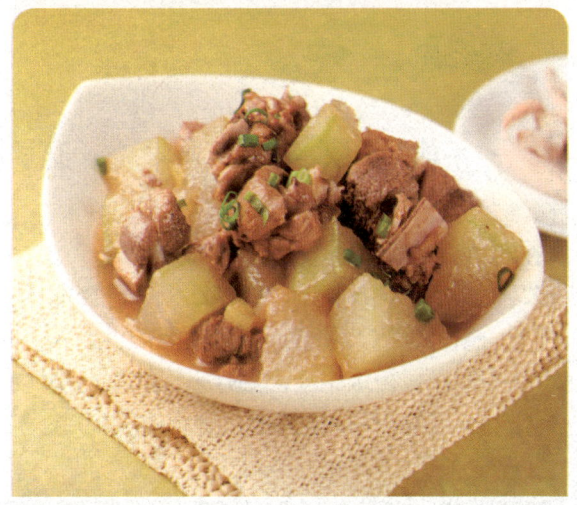

蓝莓

【每日适宜用量】 10~20个

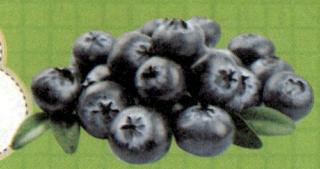

- 热量：57千卡
- 碳水化合物：14.5克
- 蛋白质：0.7克
- 脂肪：0.3克

降压原理

蓝莓中富含丰富的维生素、矿物质和纤维素等营养成分，食用蓝莓可以提高人体免疫力，增强抗病能力。蓝莓中的花色苷可以强化毛细血管、改善血液循环、降低血压，减弱血小板的黏滞性、防止血凝块产生，其强抗氧化性可抗自由基、延缓衰老、防止细胞的退行性改变，对于抑制血小板聚集，预防大脑病变、动脉硬化等病症具有一定的效果。

应用指南

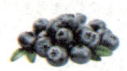 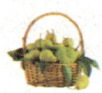 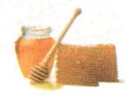 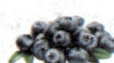 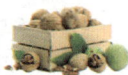

蓝莓　　　雪梨　　　蜂蜜　　　　　苹果丁　　　蓝莓　　　核桃

润肺滋阴、补益气血

材料： 蓝莓70克，雪梨150克，蜂蜜10克

做法： 将洗净的雪梨去皮，切成瓣，去核，再切成小块，备用。取榨汁机，选择搅拌刀座组合，倒入雪梨、洗净的蓝莓，加入少许矿泉水，榨取果汁；揭开盖，加入适量蜂蜜，再次搅拌匀；把果汁倒入杯中即可。

通便排毒、降低血压

材料： 苹果丁100克，新鲜蓝莓200克，核桃100克，无脂酸奶酪50克，雪梨1个，燕麦50克

做法： 将1杯燕麦煮熟，加入梨汁中放凉作为酱汁。将100克苹果丁、200克新鲜蓝莓、100克切好的核桃和50克无脂酸奶酪切成的小方块，放入大碗中混合，淋上先前做好的燕麦水果酱即可。

蓝莓猕猴桃奶昔

材料： 猕猴桃1个，蓝莓100克，草莓80克，酸奶200毫升，奥利奥饼干1块

做法

① 将猕猴桃洗净去皮切块；草莓、蓝莓分别洗净。② 取榨汁机，选搅拌刀座组合，放猕猴桃、草莓、蓝莓、酸奶，榨成汁，汁倒入玻璃杯中。③ 将奥利奥饼干捏碎，撒入玻璃杯中即可。

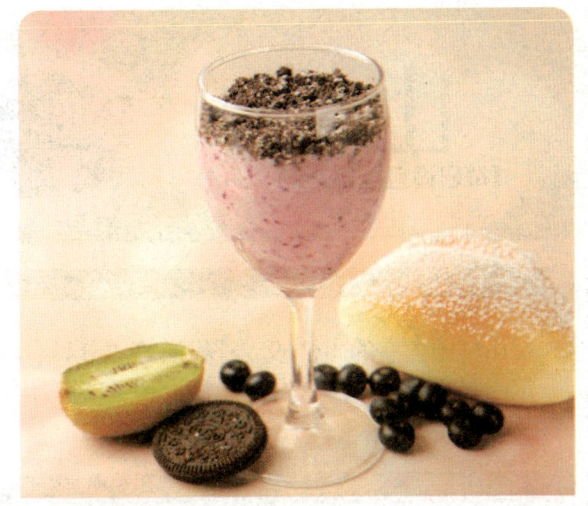

蓝莓果蔬沙拉

材料： 黄瓜200克，菠萝肉200克，黄桃50克，金橘50克，蓝莓40克，柠檬30克，丘比沙拉酱15克，白糖15克

做法

① 将洗净的黄瓜切片；菠萝肉切块；柠檬切片；洗好的蓝莓切去果蒂。② 将金橘、菠萝、黄瓜、柠檬、蓝莓倒入干净的器皿中，加沙拉酱、白糖、黄桃，拌匀。③ 将拌好的沙拉转入盘中即可。

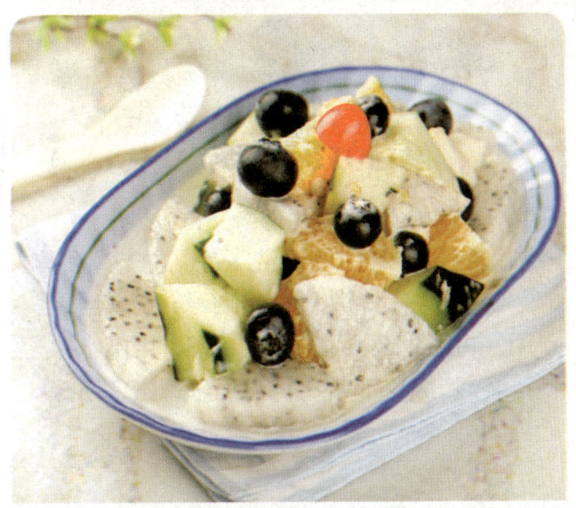

山楂

【每日适宜用量】30～50克

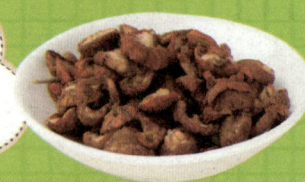

- 热量：95千卡
- 碳水化合物：22克
- 蛋白质：0.5克
- 脂肪：0.6克

降压原理

山楂中含有的山楂酸、柠檬酸等成分具有利尿、降血压的功效；山楂中的类黄酮具有一定的强心作用，可以发挥缓慢而持久的降压作用；山楂中的三萜类成分有显著的扩张血管及降压作用。

应用指南

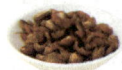  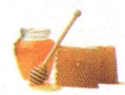

山楂　　荷叶　　蜂蜜

降低血压、消脂减肥

材料： 山楂15克，荷叶12克，蜂蜜适量

做法： 将备好的山楂清洗干净，去核，切碎，备用；将荷叶洗干净，晒干，切成丝，备用。将山楂碎和荷叶丝混合匀，用沸水冲泡，焖泡约20分钟后，调入适量蜂蜜，搅拌均匀即可。

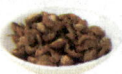 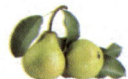 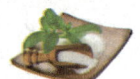

山楂　　梨　　白糖

清心润燥、降压消脂

材料： 山楂200克，梨500克

调料： 白糖适量

做法： 将山楂洗净，去核；梨洗净，去皮、去核，切成细丝。锅内放入适量白糖，加适量水，用小火熬至糖起丝，放入山楂炒至糖汁浸透时起锅，盛入盘中，再将切好的梨丝放上即可。

猴头菇山楂瘦肉汤

材料： 水发猴头菇80克，山楂80克，猪瘦肉150克，葱花少许

调料： 料酒8毫升，盐2克，鸡粉2克

做法

① 将洗好的猴头菇切块；洗净的猪瘦肉切成丁；洗好的山楂去核，切块。② 砂锅中注水烧开，放瘦肉丁、猴头菇、山楂、料酒，拌匀，烧开后小火煮30分钟；加盐、鸡粉，拌匀调味；盛出，撒上葱花即可。

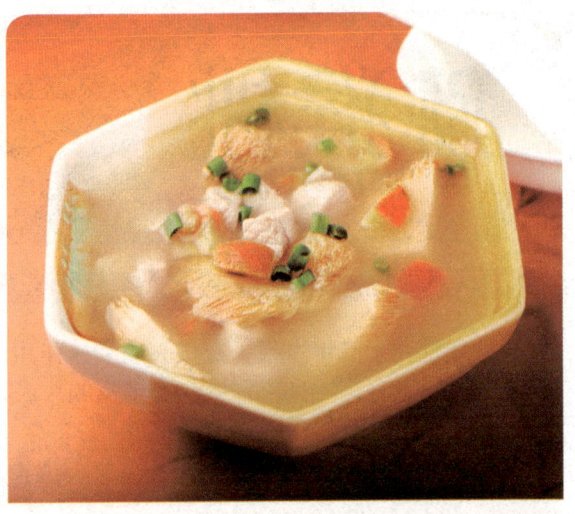

丹参山楂三七茶

材料： 山楂20克，丹参15克，三七10克

做法

① 砂锅置火上，注入适量清水，用大火烧开，放入备好的药材，搅拌匀。② 盖上盖，煮沸后用小火煮约15分钟，至其析出有效成分。③ 揭盖，搅拌匀，略煮片刻。④ 关火后盛出煮好的药茶，装入杯中，趁热饮用即可。

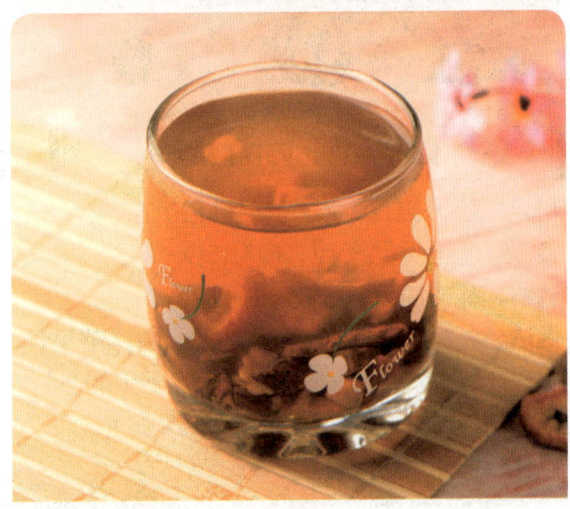

猕猴桃

【每日适宜用量】 1~2个

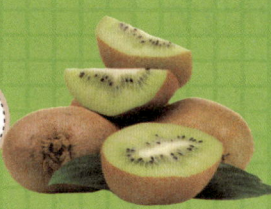

- 热量：56千卡
- 碳水化合物：14.5克
- 蛋白质：0.8克
- 脂肪：0.6克

降压原理

猕猴桃属于高钾水果，有极强的利尿作用，能促进钠的排泄，有效降低血压，非常适合高血压患者食用。且猕猴桃含有丰富的果胶，可降低血液中的胆固醇浓度，调节血脂，能起到预防心脑血管疾病的作用。

应用指南

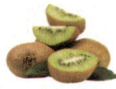 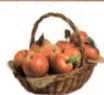 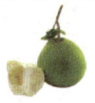

猕猴桃　　苹果　　柚子肉

健脾养胃、降压降脂

材料： 柚子肉120克，猕猴桃100克，苹果100克，巴旦木仁35克，枸杞15克

调料： 橄榄油5毫升，沙拉酱10克

做法： 将猕猴桃去皮，果肉切小块；苹果去核，切小块；柚子肉分成小块。把切好的果肉和巴旦木仁装入碗中，加入橄榄油、沙拉酱，搅拌均匀即可。

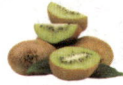 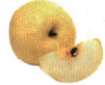 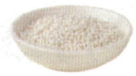

猕猴桃　　雪梨　　西米

滋阴润燥、降压降糖

材料： 猕猴桃70克，雪梨100克，西米65克，冰糖30克

做法： 将洗净的雪梨去核，切成丁；洗好去皮的猕猴桃切成小块，备用。砂锅中注入适量清水烧开，倒入西米拌匀，用小火煮20分钟；放入切好的雪梨、猕猴桃，拌匀；倒入冰糖，煮至溶化盛出，装入碗中即可。

葡萄柚猕猴桃沙拉

材料： 葡萄柚200克，猕猴桃100克，圣女果70克

调料： 炼乳10克

做法

① 将洗净的猕猴桃去皮，切片；葡萄柚去皮，切块；洗好的圣女果切块。② 把切好的葡萄柚、猕猴桃装入碗中，挤入炼乳，拌匀，使炼乳裹匀食材。③ 取干净的盘子，摆上圣女果装饰，将拌好的沙拉装盘即可。

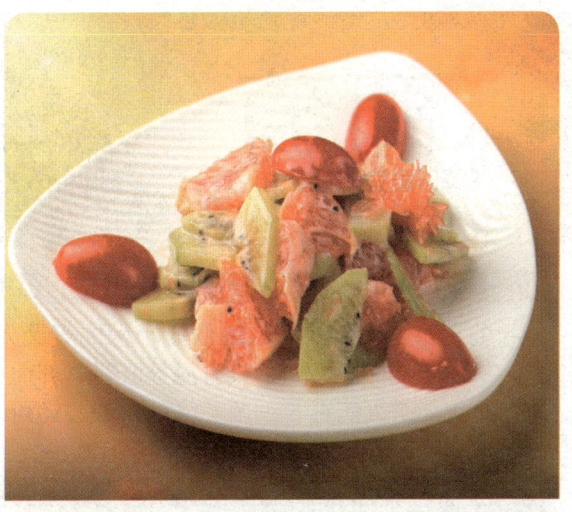

香蕉猕猴桃汁

材料： 香蕉150克，猕猴桃100克，柠檬70克

做法

① 将香蕉、猕猴桃去皮切小块；取榨汁机，选择搅拌刀座组合，倒入切好的水果，注入少许矿泉水，盖上盖子，通电后选择"榨汁"功能榨取果汁。② 取柠檬，挤入柠檬汁，搅拌片刻，使柠檬汁溶于果汁中。③ 倒出榨好的果汁，装入杯中即可。

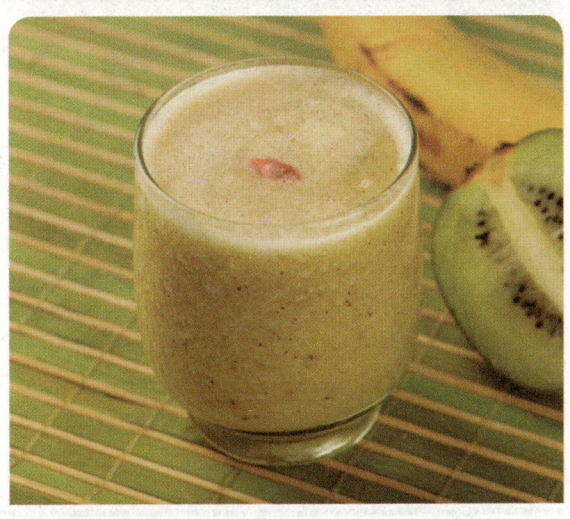

葡萄

【每日适宜用量】50~80克

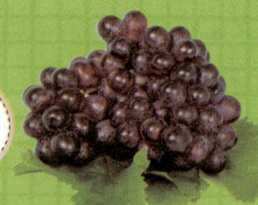

- 热量：43千卡
- 碳水化合物：10.3克
- 蛋白质：0.5克
- 脂肪：0.2克

降压原理

葡萄富含钾，能有效降低血小板的凝聚力，从而降低血压；降低人体血清胆固醇水平，从而降低血脂。葡萄具有滋补肝肾、养血益气、强壮筋骨、生津除烦、健脑养神的功效，不仅能杀灭病毒、细菌，降低胃酸，还可以兴奋大脑神经，并有防癌抗癌的效果，对泌尿系统感染、高血压、高血脂等病症有一定的食疗效果。

应用指南

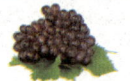 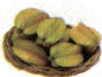 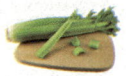

葡萄　　　杨桃　　　芹菜

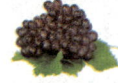 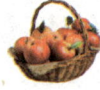

葡萄　　　苹果　　　柠檬

生津止渴、降压润肠

材料： 芹菜40克，杨桃180克，葡萄80克

做法： 将芹菜洗净切段；葡萄洗净，去皮，去籽，切小块；杨桃洗净切小块。取榨汁机，倒入备好的芹菜、葡萄、杨桃，加入适量矿泉水，榨取果蔬汁，将榨好的果蔬汁倒入杯中即可。

消暑解渴、润肤生津

材料： 葡萄100克，苹果100克，柠檬70克

调料： 蜂蜜20毫升

做法： 将洗好的苹果切瓣，去核，切成块。取榨汁机，选搅拌刀座组合，倒入苹果、洗净的葡萄、矿泉水，榨取葡萄苹果汁；倒入蜂蜜搅拌均匀，倒入杯中；再挤入几滴柠檬汁即可。

百合葡萄糖水

材料：葡萄100克，鲜百合80克
调料：冰糖20克

做法

① 将洗净的葡萄剥去果皮，把果肉装入小碗中，待用。② 砂锅中注水烧开，倒入洗净的百合，放入葡萄，煮沸后转小火煮约10分钟；倒入冰糖，搅拌匀，用大火续煮至冰糖完全溶化。③ 关火后盛出煮好的葡萄糖水，装入汤碗中即可。

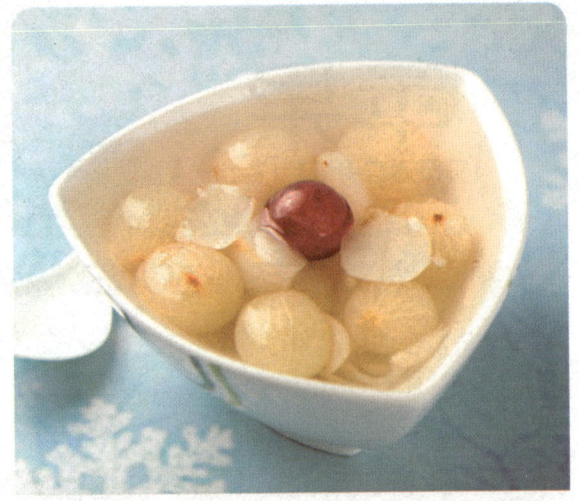

香蕉葡萄汁

材料：香蕉150克，葡萄120克

做法

① 将香蕉去皮，果肉切成小块，备用。② 取榨汁机，选择"搅拌"刀座组合，将洗好的葡萄倒入搅拌杯中，再加入切好的香蕉，倒入适量纯净水，盖上盖，选择"榨汁"功能，榨取果汁。③ 揭开盖，将果汁倒入杯中即可。

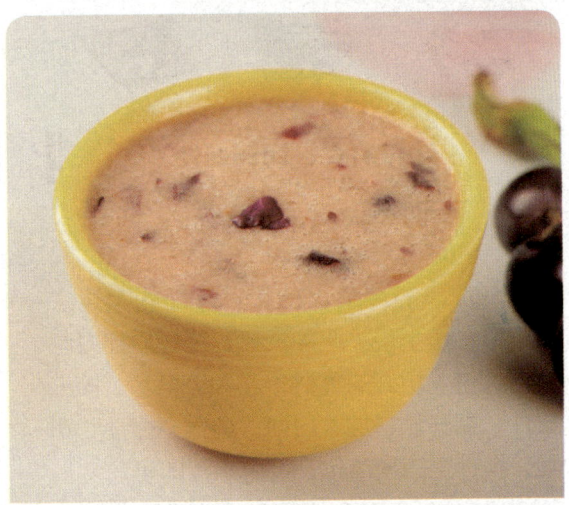

苹果

【每日适宜用量】 1~2个

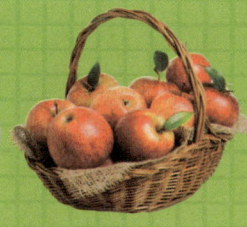

- 热量：52千卡
- 碳水化合物：13.5克
- 蛋白质：0.2克
- 脂肪：0.2克

降压原理

苹果富含的维生素C可软化血管，维持血管弹性、降低血液黏稠度，降低血压，可用于预防动脉粥样硬化、冠心病、高血压等。苹果还富含膳食纤维，有助于降低胆固醇含量，降低血脂，还能促进胃肠蠕动，润肠通便，有效防止便秘引起的血压升高。

应用指南

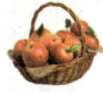 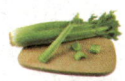 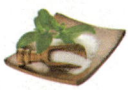 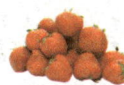

苹果　　芹菜　　白糖　　　　苹果　　草莓　　柠檬

健胃消食、润肠通便

材料： 苹果100克，芹菜90克
调料： 白糖7克
做法： 洗净的芹菜切粒状；洗净的苹果去除果核，切小块。取榨汁机，选择搅拌刀座组合，倒入切好的食材，注入矿泉水，榨出果汁；揭开盖，加入白糖，选择"榨汁"功能，搅拌至白糖溶化；倒出果汁即可。

滋阴润燥、保护血管

材料： 苹果120克，草莓100克，柠檬70克
做法： 将洗净的苹果去除果核，再把果肉切成块；洗净的草莓去除果蒂，改切成小块。取榨汁机，选择搅拌刀座组合，倒入切好的水果，注入适量矿泉水，盖好盖，榨出果汁；挤入柠檬汁，搅拌至果汁混合均匀；倒出果汁装入碗中即可。

黄瓜芹菜苹果汁

材料：芹菜60克，黄瓜80克，苹果100克
调料：蜂蜜15毫升

做法
① 将洗净的芹菜切段；去皮洗净的黄瓜切成丁；洗好的苹果去核，切块。② 取榨汁机，选择搅拌刀座组合，倒入苹果、芹菜和黄瓜，倒入矿泉水，选择"榨汁"功能，榨取果蔬汁；加入蜂蜜，搅拌均匀。③ 将榨好的果蔬汁倒入杯中即可。

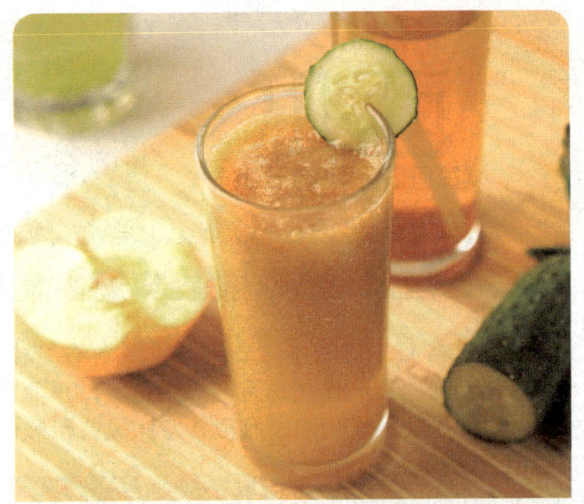

苹果胡萝卜麦片粥

材料：胡萝卜100克，苹果200克，燕麦片60克

做法
① 将洗净的苹果去皮、核，切条；胡萝卜洗净去皮，切条。② 砂锅中注水烧开，放入胡萝卜、苹果、燕麦片，搅拌匀，用小火煮25分钟，拌匀，用小火再煮5分钟，至全部食材熟透，搅拌片刻。③ 关火后把煮好的粥盛出，装入汤碗中即可。

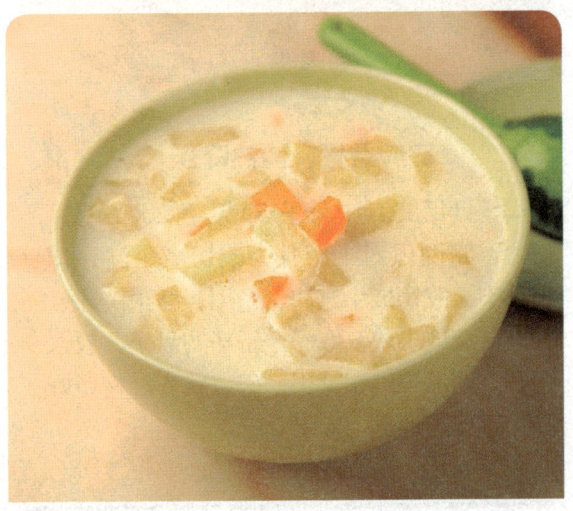

西瓜

【每日适宜用量】200克

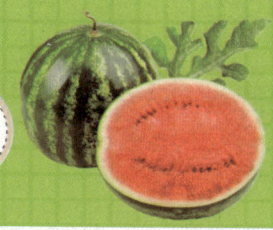

- 热量：25千卡
- 碳水化合物：5.8克
- 蛋白质：0.6克
- 脂肪：0.1克

降压原理

西瓜含有丰富的水分、钾元素及各种维生素，有较好的利尿作用，能促进钠盐的排泄，起到降血压的作用；且西瓜中含有的瓜氨酸可促进排尿，因此，常吃西瓜还能可以降低血中的尿酸，对预防高血压并发痛风有积极作用。

应用指南

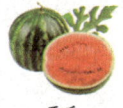 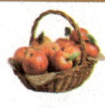 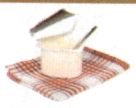

西瓜　　苹果　　酸奶

健脾益胃、清热降压

材料： 西瓜350克，苹果150克，酸奶120克

做法： 将西瓜对半切开，改切成小瓣，取出果肉，改切成小方块，备用；苹果洗净，去核，切成小块。取一个干净的盘子，放入切好的西瓜果肉和苹果，码放整齐。将备好的酸奶均匀地淋上即可。

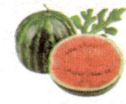

西瓜　　柠檬　　西红柿

清热解暑、降脂减肥

材料： 西红柿120克，西瓜300克，柠檬适量

做法： 将洗好的西红柿去蒂，对半切开，切成小块，备用。取榨汁器，选择搅拌刀座组合，倒入西红柿，加入切好的西瓜，倒入少许矿泉水，榨取蔬果汁。把榨好的西瓜番茄汁倒入杯中，挤入几滴柠檬汁即可。

西瓜哈密瓜沙拉

材料：西瓜90克，哈密瓜90克
调料：沙拉酱10克

做法

① 将备好的西瓜洗净，削去外皮，瓜肉切成小块；哈密瓜洗净，削去外皮，瓜肉切成小块，备用。② 取一个干净的碗，把切好的食材装入碗中，加入适量沙拉酱，搅拌片刻，至其入味。③ 将拌好的水果沙拉盛出，装入盘中即可。

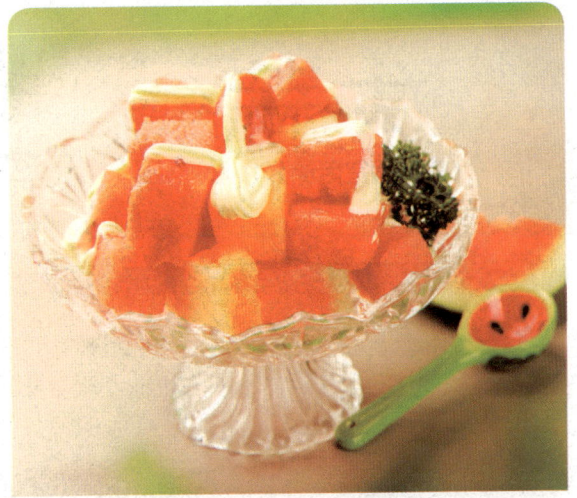

西瓜绿豆粥

材料：水发大米95克，水发绿豆45克，西瓜肉80克
调料：白糖适量

做法

① 将西瓜肉切小块。② 砂锅中注水烧开，倒入洗好的大米，搅拌匀。③ 放入洗净的绿豆，搅拌均匀，烧开后用小火煮约30分钟至食材熟透；加入白糖，拌匀，煮至溶化；倒入西瓜块，快速搅拌均匀即可。

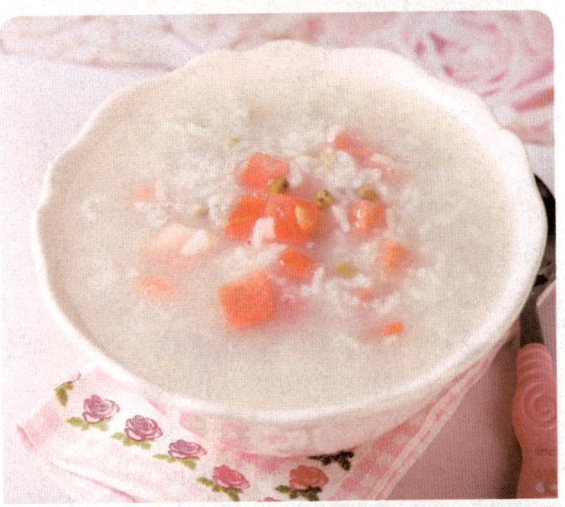

大蒜

【每日适宜用量】 10克

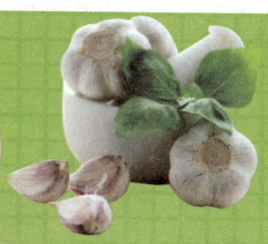

- 热量：126千卡
- 碳水化合物：27.6克
- 蛋白质：4.5克
- 脂肪：0.2克

降压原理

大蒜所含大蒜辣素能降低血清和肝脏中的脂肪，使血压下降，有助于高血压患者控制血压；大蒜中还含有硒，硒能防止血小板凝集，有助于血压正常化。因此高血压患者可以适量食用大蒜。

应用指南

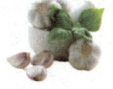 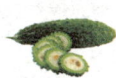 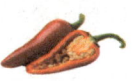 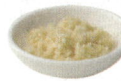 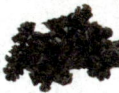

大蒜　　苦瓜　　红椒　　　　蒜末　　黑木耳　　胡萝卜

清暑除烦、防癌抗癌

材料： 苦瓜200克，大蒜25克，红椒10克

调料： 盐2克，鸡粉少许，白糖3克，蚝油4克，水淀粉、食用油各适量

做法： 将苦瓜洗净切块，汆水；红椒洗净切圈；大蒜洗净去皮切片。用油起锅，放入蒜片爆香，倒入苦瓜，放蚝油、盐、鸡粉、白糖、红椒炒匀，倒入水淀粉勾芡即可。

清肺益气、消炎止痛

材料： 水发黑木耳60克，胡萝卜80克，蒜泥、葱花、生抽各适量

调料： 盐、鸡粉、生抽各适量

做法： 将胡萝卜洗净切片，木耳洗净切块，汆水，装入碗中；放盐、鸡粉、蒜泥，撒上葱花，淋入适量生抽，用筷子拌至入味；盛出拌好的食材，装入盘中即可。

金银蒜香牛肉面

材料：面条130克，牛肉100克，胡萝卜35克，大蒜20克

调料：盐、鸡粉各2克，食用油适量

做法

①将胡萝卜洗净去皮切块；牛肉洗净切块，汆水；大蒜去皮洗净切片。②砂锅中注水烧开，放入面条、牛肉、胡萝卜、大蒜，用中火煮约3分钟；倒入上海青，转大火，煮熟；加盐、鸡粉、食用油，煮至入味即可。

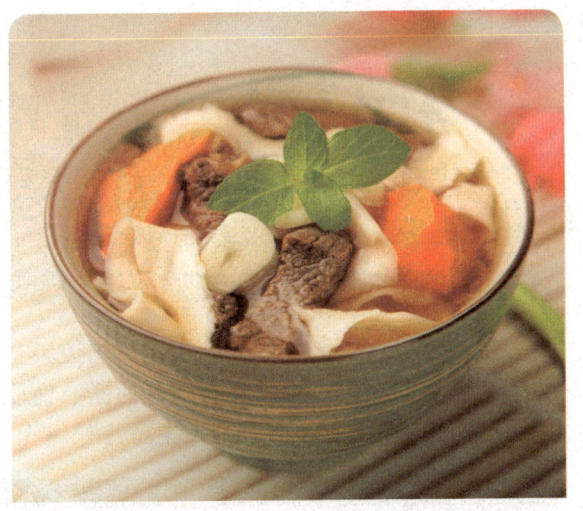

蒜泥蒸茄子

材料：茄子300克，彩椒40克，蒜末45克，葱花少许

调料：生抽5毫升，陈醋5毫升，鸡粉2克，盐2克，芝麻油2毫升，食用油适量

做法

①将洗好的彩椒切粒；洗净的茄子切花刀。②将蒜末、葱花、生抽、陈醋、鸡粉、盐、芝麻油拌匀，制成味汁，浇在茄子上，放上彩椒粒，蒸熟；放葱花，浇热油即可。

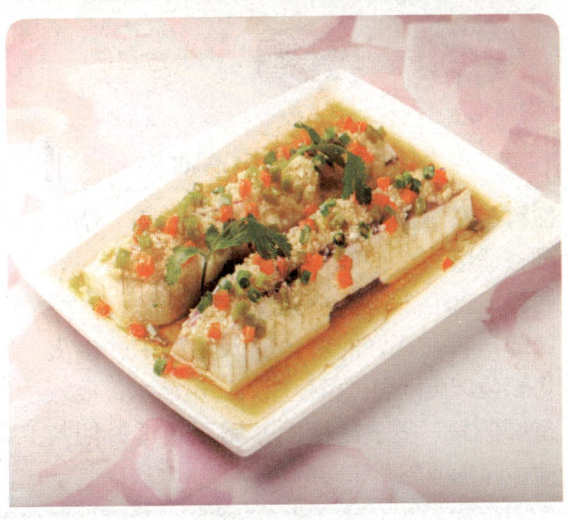

枸杞

【每日适宜用量】 5克

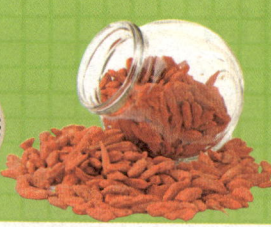

- 热量：258千卡
- 碳水化合物：64.1克
- 蛋白质：13.9克
- 脂肪：1.5克

降压原理

枸杞有提高机体免疫力的作用，可以补气强精、滋补肝肾、抗衰老、止消渴、暖身体、抗肿瘤的功效；枸杞具有降低血压、血脂和血糖的作用，能防止动脉硬化，保护肝脏，抑制脂肪肝，促进肝细胞再生。

应用指南

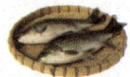 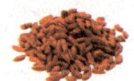 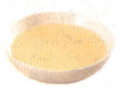

鲫鱼　　枸杞　　豆油

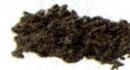 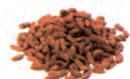 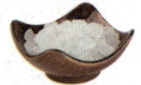

绞股蓝　　枸杞　　冰糖

保护血管、降脂减肥

材料： 鲫鱼1条，枸杞12克，葱、姜、胡椒面各适量

调料： 食用油、盐、味精各适量

做法： 将处理好的鲫鱼放入油锅中，小火将鲫鱼炸至两面微黄；加入适量清水，放入备好的葱、姜、胡椒面，焖至熟透；加入盐、味精拌匀调味即可。

滋补肝肾、降压助眠

材料： 绞股蓝5克，枸杞10克，冰糖30克

做法： 锅中注入适量清水烧开，倒入冰糖，放入绞股蓝，搅拌匀；加入枸杞，继续搅拌片刻，煮至冰糖溶化；再略煮片刻，至药材析出有效成分；把煮好的茶水盛出，装入碗中即可。

枸杞拌菠菜

材料：菠菜230克，枸杞20克，蒜末少许
调料：盐2克，鸡粉2克，蚝油10克，芝麻油3毫升，食用油适量

做法

① 将择洗干净的菠菜切成段。② 锅中注水烧开，倒入植物油、盐、枸杞、菠菜焯煮片刻捞出。③ 把焯好的菠菜倒入碗中，放入蒜末、枸杞、盐、鸡粉、蚝油、芝麻油，搅拌至食材入味即可。

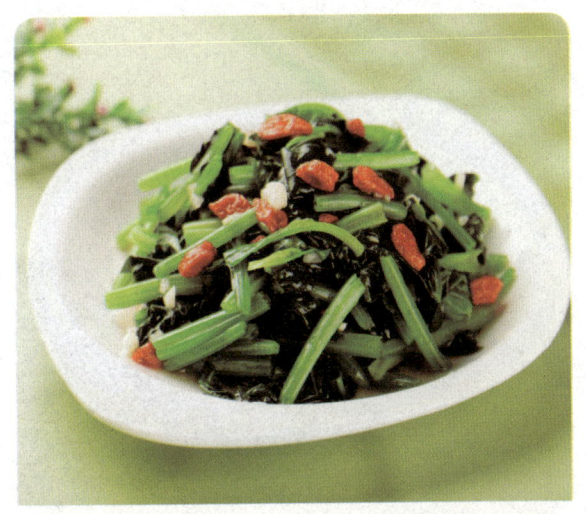

胡萝卜红枣枸杞鸡汤

材料：鸡腿100克，胡萝卜90克，红枣20克，枸杞10克，姜片少许
调料：盐2克，鸡粉2克，料酒15毫升

做法

① 将胡萝卜洗净去皮，切成丁；鸡腿洗净斩成小块，氽水。② 砂锅中注水烧开，放胡萝卜丁、枸杞、红枣、鸡块、姜片、料酒，用大火烧开后转小火炖30分钟；加盐、鸡粉搅匀，续煮至汤汁入味即可。

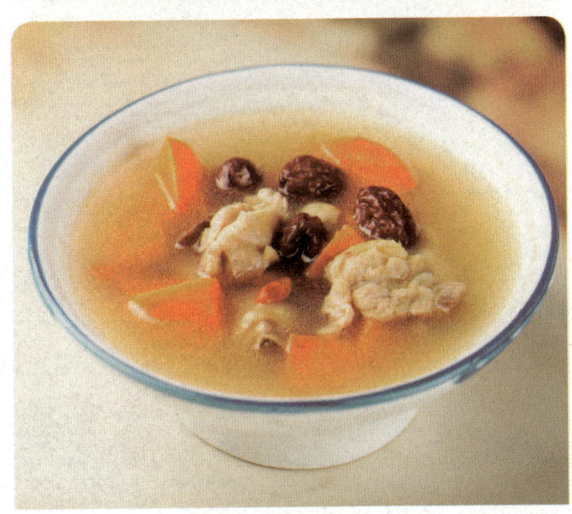

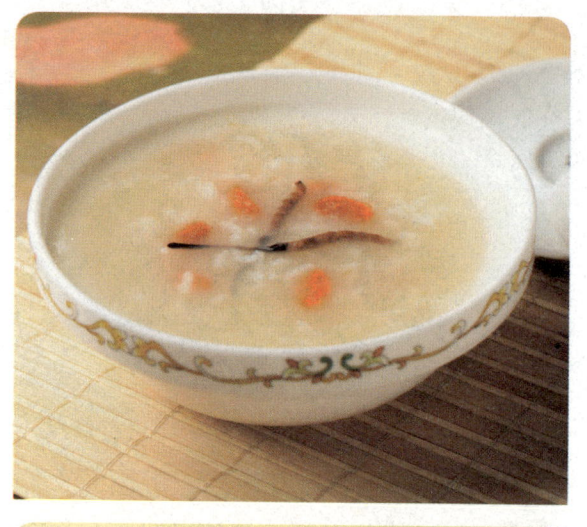

枸杞虫草粥

材料： 枸杞8克，冬虫夏草2根，水发大米180克

调料： 冰糖20克

做法

①砂锅中注入适量清水烧开，倒入洗好的大米，放入洗好的枸杞、冬虫夏草，盖上盖，烧开后用小火煮30分钟，至食材熟透。②揭开盖，放入适量冰糖，搅拌匀，煮至冰糖溶化，关火后盛出即可。

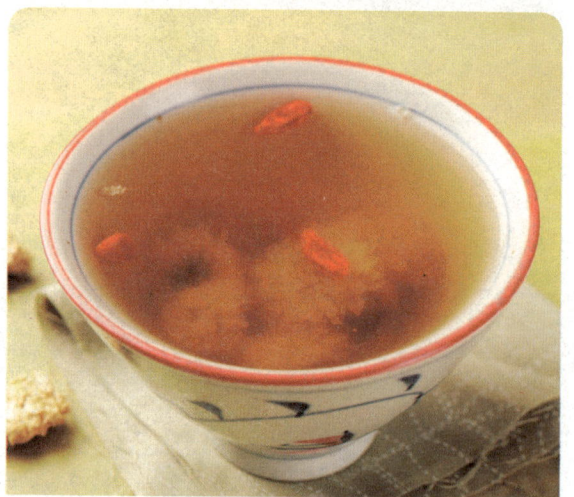

决明子菊花枸杞茶

材料： 决明子15克，菊花4克，枸杞15克

做法

①砂锅置于火上，注入适量清水，用大火烧开，倒入准备好的决明子、菊花、枸杞，稍搅拌。②盖上盖，烧开后用小火煮5分钟，至药材析出有效成分；揭开盖，略微搅动片刻。③把煮好的药茶盛出，装入碗中即可。

part 3 常见高血压并发症饮食推荐

高血压常常并发痛风、冠心病、心力衰竭、脑卒中、肾功能减退、高血脂等疾病，合并有其他疾病的高血压患者在饮食调理上比单纯的高血压患者要更加小心。在饮食调理上，不仅要遵从高血压患者的饮食原则，还要兼顾其合并疾病的饮食原则。针对不同类型的高血脂患者，所采用的食谱是不一样的。各类高血压患者所侧重的营养调理不同，所以应该选择合适的食材，巧妙地搭配，从而对症调理。

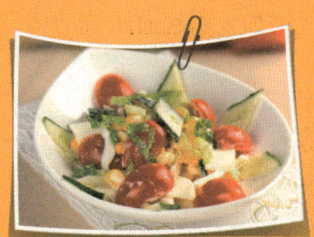 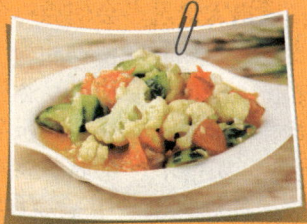 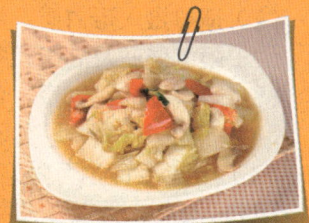

高血压并发痛风

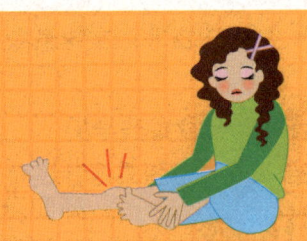

病症简介

高血压患者大多较为肥胖,体内蓄积了过多的脂肪,而体内脂肪过多又容易引发痛风。所以,高血压并发痛风患者尤其需要预防和积极治疗。发病症状主要有受累关节严重的疼痛、肿胀、僵硬、发热,且症状发生突然。急救方法是休息、抬高患肢、穿硬质鞋底的鞋来缓解症状。

生活调理

(1)避免超重或肥胖。要控制热量摄入,使体重达到正常体重。

(2)多喝水。每日喝2 000毫升水,多饮白开水可以稀释尿酸,加速排泄,使尿酸水平下降。

(3)戒烟戒酒,少喝咖啡、浓茶、可可等饮料。

饮食建议

(1)适量摄入蛋白质。蛋白质摄入量过多会使嘌呤合成增加,引起血压波动。

(2)限制脂肪及高胆固醇食物,烹调时以植物油为主。

(3)限制盐的摄入量。食盐摄入过多,会使小动脉痉挛,血压升高。

(4)多吃碱性食物,如新鲜蔬菜、水果、牛奶、蛋清等。

(5)少嘌呤食物可随意选食,如精米、精面、蛋类、奶制品、胡萝卜、番茄、白菜、土豆、南瓜、青瓜、芹菜以及各种水果。中嘌呤食物要适量食用,如鱼、鸡、牛、羊、鸭、鸽、鳝鱼、豆类及豆制品、菠菜、菜花、青豆、麦片等。高嘌呤食物要忌食,如动物内脏、沙丁鱼、凤尾鱼、虾、蟹、贝类、鳟鱼,还有浓肉汁、浓鸡汤、火锅汤、卤制品、菌菇类等。

橄榄油蔬菜沙拉

材料：鲜玉米粒90克，圣女果120克，黄瓜100克，熟鸡蛋1个，生菜50克

调料：沙拉酱10克，白糖7克，凉拌醋8毫升，盐少许，橄榄油3毫升

做法

① 将洗好的黄瓜切片；洗净的生菜切碎；洗好的圣女果对半切开；熟鸡蛋剥壳取蛋白，切成小块；玉米粒煮至断生。② 把所有材料混合，加调料拌匀即可。

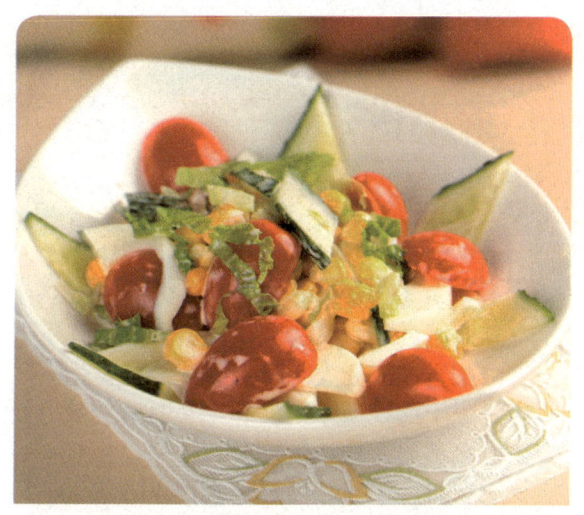

白菜冬瓜汤

材料：大白菜180克，冬瓜200克，枸杞8克，姜片、葱花各少许

调料：盐2克，鸡粉2克，食用油适量

做法

① 将洗净去皮的冬瓜切片；洗好的大白菜切块。② 用油起锅，放姜片爆香；倒入冬瓜片、大白菜炒匀；倒入水，放入洗净的枸杞，烧开后用小火煮5分钟；加盐、鸡粉搅匀调味，盛入碗中，撒上葱花即可。

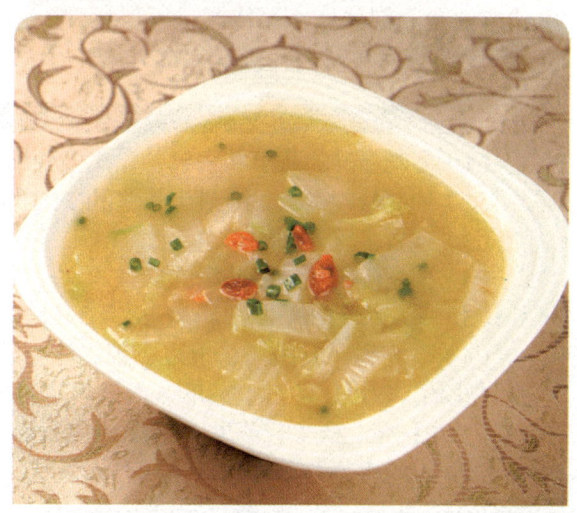

高血压并发冠心病

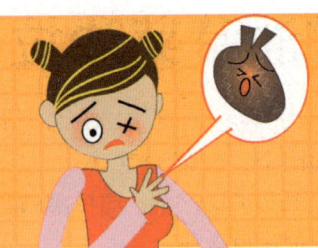

病症简介

高血压是冠心病的危险因素,高血压患者中相当一部分人同时患有冠心病。冠心病是由于冠状动脉粥样硬化、血管腔狭窄、血流不通而致心肌缺血、缺氧。发病症状主要有心绞痛、气急、心律不齐等。急救方法是立刻休息、保持通风以保证呼吸通畅,昏迷者可做心肺复苏。

生活调理

(1)控制总能量的摄入,保持体重在正常范围内。

(2)减轻精神压力,保持心理平衡,避免情绪波动。

(3)坚持适度运动,起居有常,保证生活规律。

饮食建议

(1)多吃新鲜的蔬菜和水果,补充多种维生素和矿物质。

(2)控制盐的摄入,尽量少吃含油多的食物。

(3)适量多摄入动物蛋白。

(4)控制胆固醇、脂肪酸的摄入。

(5)坚决戒烟,限制饮酒。

(6)宜吃食物有山药、土豆、藕、淀粉、粉丝、藕粉、高粱、西米等薯类、谷类;苦瓜、花菜、丝瓜、冬瓜、黄瓜、南瓜、菠菜、西红柿、茄子等蔬菜类;虾、蟹、草鱼、带鱼等鱼类;梨、橘子、苹果、草莓、猕猴桃、桃、西瓜、葡萄、芒果、木瓜等水果类。

(7)忌吃食物有动物内脏、咸肉、咸蛋、香肠、火腿及含盐调味料。

丝瓜烧花菜

材料：花菜180克，丝瓜120克，西红柿100克，蒜末、葱段各少许

调料：盐3克，鸡粉2克，料酒4毫升，水淀粉6毫升，食用油适量

做法

① 将洗净的丝瓜、花菜切块，汆水；洗净的西红柿切块。② 用油起锅，放蒜葱爆香；倒入丝瓜块、西红柿、花菜、料酒、水、盐、鸡粉、水淀粉，炒熟即可。

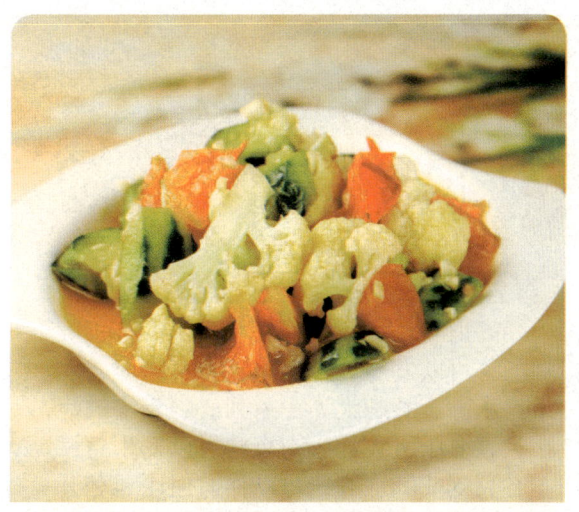

柑橘山楂饮

材料：柑橘100克，山楂80克

做法

① 将柑橘去皮，果肉分成瓣；洗净的山楂对半切开，去核，果肉切成小块。② 砂锅中注入适量清水烧开，倒入柑橘、山楂，用小火煮15分钟，至其析出有效成分。③ 揭盖，略微搅动片刻。④ 将煮好的柑橘山楂饮盛出，装入碗中即可。

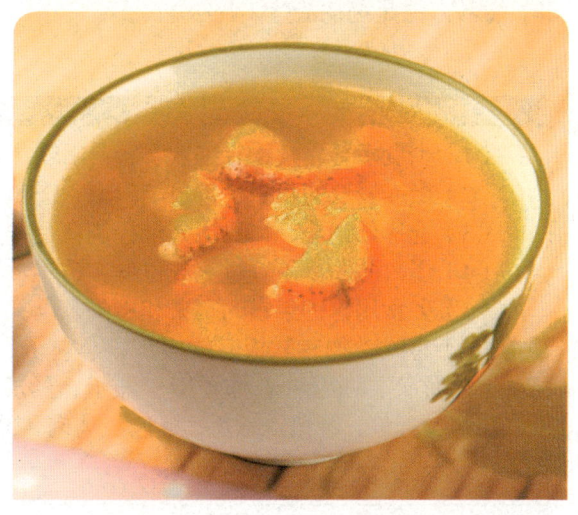

高血压并发心力衰竭

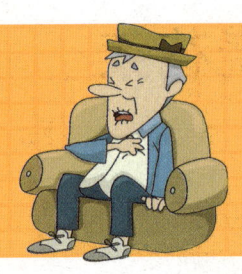

病症简介

高血压发展到严重程度会影响心脏功能,可以发展到气急、咳嗽、咯血、发绀、水肿、肝肿大等一系列心力衰竭的症状。高血压所致的心力衰竭可以发生急性左心衰竭或肺水肿,可以伴有血压显著升高。急救方法是药物治疗。

生活调理

(1)养成良好的生活方式,起居有时,生活规律。
(2)饮食有节,不要暴饮暴食。
(3)适当运动。
(4)戒烟,不饮酒或少饮酒。

饮食建议

(1)少食多餐,食物宜细软、容易咀嚼、容易消化;避免辛辣刺激性食物。
(2)摄入较低的热量,每日能量摄入满足需要即可。
(3)选择低钠盐,每日摄入量控制在1~2克。
(4)蛋白质的量不宜过高或过低,适量食用煮烂的鱼、蛋、瘦肉等。
(5)多食用含钾丰富的蔬菜和水果,以补充钾的不足,还有利于保持大便畅通。
(6)宜吃食物有软饭、软馒头、小包子、各种米粥、豆腐脑、豆腐、山药、菠菜、白菜、木耳菜、西红柿、柿子椒、茄子、丝瓜、冬瓜、香蕉、苹果、橘子、猕猴桃、草莓、葡萄、青鱼、鲈鱼、鳜鱼、瘦肉、禽肉、蘑菇、木耳、鲜香菇、牛奶、酸奶等。

薄荷糙米粥 〔特别推荐〕

材料：水发糙米50克，水发大米100克
调料：薄荷、枸杞、冰糖各适量
做法

① 将薄荷和枸杞洗净；薄荷叶切碎，备用。② 砂锅中注水烧开，放入糙米，大火煮开后转小火煮30分钟；待糙米煮开花后放入薄荷叶，再放入枸杞、冰糖，顺时针搅拌均匀，煮2分钟。③ 关火后盛出煮好的粥即可。

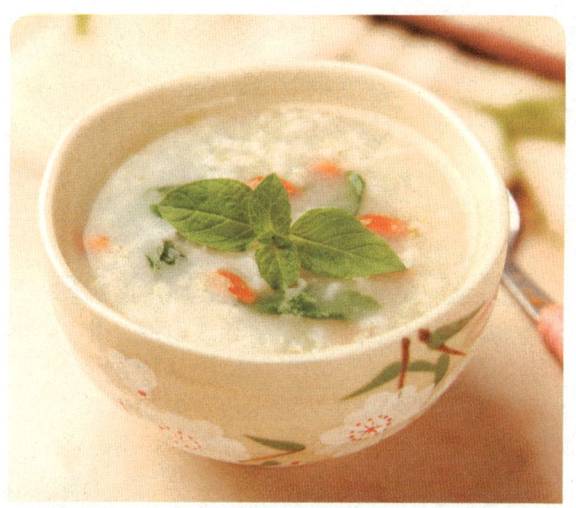

牛肚菜心粥 〔特别推荐〕

材料：熟牛肚85克，菜心120克，水发大米140克
调料：盐2克
做法

① 将洗净的菜心切碎；熟牛肚切丁。② 砂锅中注水烧开，倒入备好的大米、牛肚，拌匀，烧开后用小火煮约30分钟；倒入菜心拌匀，煮熟；加盐拌匀，煮至食材入味。③ 关火后盛出煮好的菜心粥即可。

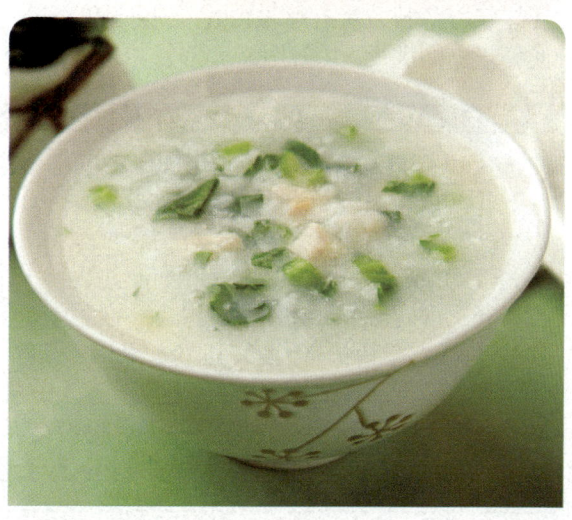

高血压并发脑卒中

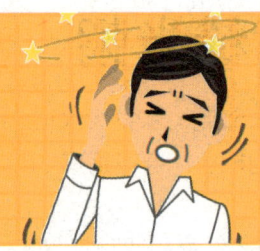

病症简介

脑卒中分出血性卒中和缺血性卒中,都会有不同程度、不同部位的脑损伤,而后产生多种神经及精神症状。发病症状主要有头晕、头痛突然加重或突然晕倒,继而出现肢体瘫痪、口眼歪斜、失语、昏迷等症状。急救方法有呼叫120;若呼吸和心跳停止立即进行人工呼吸、心肺复苏术。

生活调理

(1)作息规律,不熬夜,早睡早起。

(2)学会舒缓压力,生活节奏不要太快,避免体内儿茶酚胺分泌增多,引起血管收缩,增加心脏负荷。

(3)保持心态平和,不动怒,不急躁。

(4)积极戒烟、戒酒。

(5)坚持长期而适度的运动,控制体重。

饮食建议

(1)饮食宜清淡,限量使用油脂,尽量不食用肥肉,低盐饮食。

(2)多选用新鲜蔬菜和适量水果。

(3)控制总热量的摄入,保持合理体重。

(4)吞咽功能正常的患者,所吃的食物一定要软而烂,便于咀嚼。

(5)对于丧失吞咽功能的患者,应给予全流质饮食。

(6)宜吃食物有大米、面粉、米仁、燕麦、玉米及其制品;赤小豆、绿豆、黄豆、黑豆及豆浆、豆制品;青菜、白菜等各种叶菜类;茄子、冬瓜、苦瓜、海带、香菇、木耳、瘦肉、鸡肉、鱼、虾、低脂牛奶或脱脂牛奶、脱脂酸奶等。

(7)忌吃食物有高油脂食物、高胆固醇食物、高热量食物、高盐食物。

乌冬面糊

材料： 乌冬面240克，生菜叶30克
调料： 盐少许，鸡粉2克，食用油适量

做法

①将洗好的生菜切成碎末。②锅中注水烧开，放油、盐、乌冬面，搅散煮熟，捞出，剁成末。③锅中注水烧开，加盐、鸡粉、食用油，倒入乌冬面，快速搅散，烧开后用中火煮约5分钟至其呈糊状；倒入生菜叶，搅匀，煮至熟软即可。

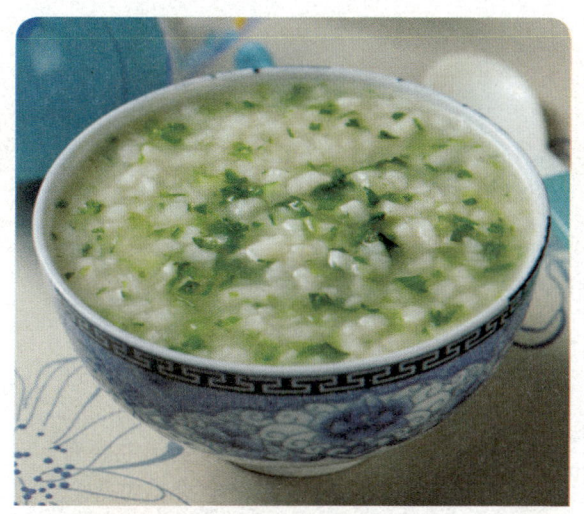

橙子南瓜羹

材料： 南瓜200克，橙子120克
调料： 冰糖适量

做法

①将洗净去皮的南瓜切片，洗好的橙子切取果肉，剁碎；南瓜片蒸至软烂，放凉捣成泥状。②锅中注水烧开，倒入冰糖拌匀，煮化；倒入南瓜泥，搅散；倒入橙子肉，拌匀；用大火煮1分钟，撇去浮沫。③关火后盛出煮好的食材，装入碗中即可。

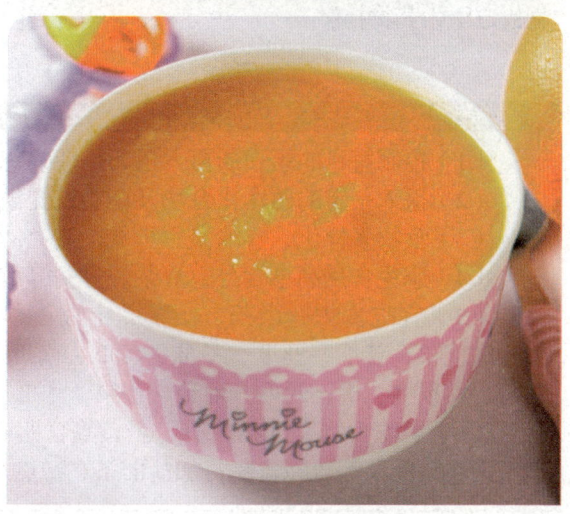

高血压并发肾功能减退

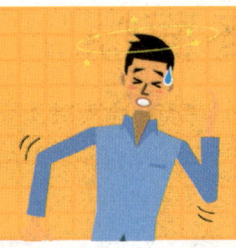

病症简介

高血压与肾功能不全存在伴发关系，高血压可引起肾脏损害，后者又使血压进一步升高，并难以控制。长期未控制的高血压可导致肾功能衰竭。发病症状主要有多尿、口渴、尿比重降低、全身水肿等。急救方法为药物控制。

生活调理

（1）严格控制血压及饮食，适当控制蛋白质摄入量，以减轻肾脏负担。具体蛋白质摄入量以肾功能指标为指导。

（2）预防感冒，季节变化时及时增添衣物，冬季尽量少去人群聚集的地方。

（3）每日饮水量控制在1500毫升以下，另外，要注意休息，适当运动。

饮食建议

（1）控制每日的蛋白质摄入量，一般为每日30~50克，并选择优质蛋白质。

（2）摄入一定的碳水化合物及脂类以提供所需能量。

（3）食物多样化，宜清淡、少盐，避免油炸及烟熏食物。

（4）避免食用高钠食品，豆浆、豆腐等豆制品应在营养师的指导下限量食用。

（5）宜吃食物有山药、山芋、土豆、藕、粉丝、藕粉、西米等；白菜、包菜、芹菜、橄榄菜、苦瓜、丝瓜、冬瓜、黄瓜、南瓜、西红柿、茄子等蔬菜；梨、橘子、苹果、草莓、猕猴桃、桃、西瓜、葡萄、芒果、木瓜等新鲜水果。

（6）忌吃食物有动物内脏、蛋黄等含胆固醇高的食物；咸肉、咸蛋、香肠、火腿等加工肉类；咸菜等盐腌食品；加盐面条、糕点及含盐调味料。

菠菜鱼丸汤

材料：菠菜180克，鱼丸200克，姜片、葱花各少许

调料：盐2克，鸡粉2克，料酒8毫升，食用油适量

做法

① 将鱼丸切开，切花刀；择洗干净的菠菜切去根，切段。② 用油起锅，放姜片爆香；放鱼丸、料酒炒匀；注水煮沸，放菠菜煮熟；放盐、鸡粉，搅匀即可。

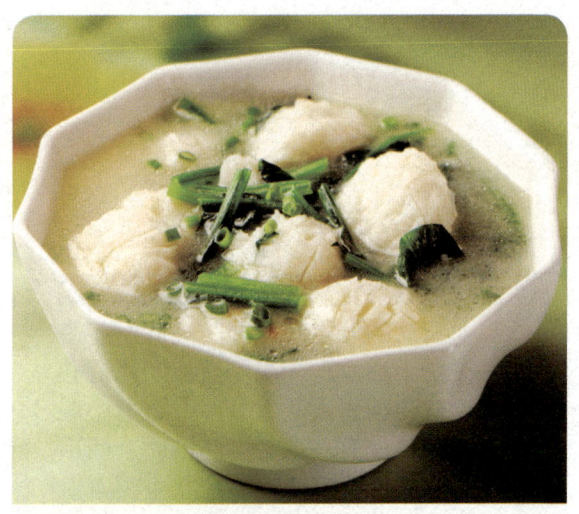

蔬菜罗宋汤

材料：西红柿100克，土豆95克，洋葱80克，胡萝卜80克，包菜80克，高汤400毫升，葱花少许

调料：盐2克，鸡粉2克

做法

① 将包菜洗净切丝；洗净去皮的胡萝卜、土豆切片；洗净的洋葱切块；洗好的西红柿切丁。② 砂锅中倒入适量高汤煮沸，倒入全部食材、调料煮熟，盛入碗中，撒上葱花即可。

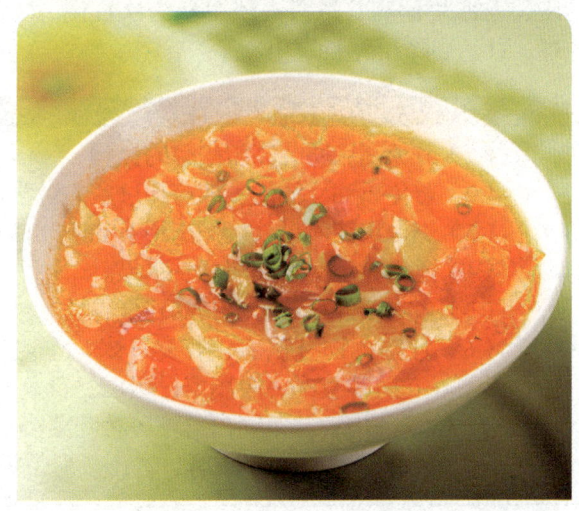

高血压并发高脂血症

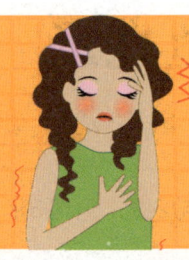

病症简介

高血压病的发生和发展与高脂血症密切相关。由于高血压和高脂血症同属冠心病的重要危险因素,两者并存时,冠心病的发病率远较仅有一项者高,因此,两项并存时更应积极治疗。发病症状主要有血压、血脂均偏高。急救方法主要为饮食调理,以达到降压降脂的功效。

生活调理

(1)控制总热量的摄入,不暴饮暴食,不吃甜食,晚餐要少吃。
(2)每天定时排便,保持大便通畅,可多吃含粗纤维的食物,如芹菜。
(3)作息规律,避免压力及精神紧张。
(4)适当增加活动量。
(5)积极戒烟,限制饮酒。

饮食建议

(1)避免高脂肪、高胆固醇的食物。
(2)避免重油、油炸、煎烤和过咸的食物。
(3)烹调用油限量,最好选用茶油或改良菜子油作为烹调用油。
(4)适量控制主食及甜食、水果。
(5)多吃新鲜蔬菜、豆制品和全谷类。
(6)宜吃食物有燕麦、荞麦、米、全麦、玉米、高粱等谷类;大豆及其制品、红豆、绿豆、花豆等豆类;脱脂奶;蛋白、青鱼、鲫鱼、鲳鱼、虾、海蜇、海参、兔肉、去皮禽肉、限量瘦肉;菠菜、白菜等各种叶菜类;茄子、苦瓜、冬瓜等瓜菜类;苹果、桃等水果;洋葱、大蒜、山楂、木耳、香菇、海带等。

淡菜萝卜豆腐汤

材料：豆腐200克，白萝卜180克，水发淡菜100克，香菜、枸杞、姜丝各少许

调料：盐、鸡粉各2克，料酒、食用油少许

做法

① 将白萝卜、豆腐洗净切块；洗净的香菜切段。② 砂锅注水烧开，放入淡菜、萝卜块、姜丝、料酒，煮沸后用小火煮20分钟；放枸杞、豆腐块、盐、鸡粉、食用油，拌匀，煮熟；盛入汤碗中，撒上香菜即可。

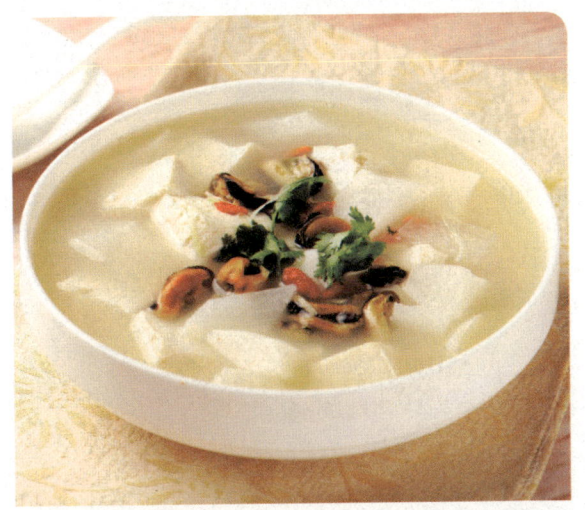

椰汁草菇扒苋菜

材料：苋菜200克，草菇150克，椰汁90毫升，姜蒜少许

调料：盐、鸡粉各2克，水淀粉、芝麻油、食用油各适量

做法

① 将洗净的苋菜切段；洗好的草菇切开；分别余水。② 用油起锅，放姜蒜爆香；倒入草菇翻炒；加水、盐、鸡粉、椰汁、水淀粉、香油炒熟；与苋菜摆盘即可。

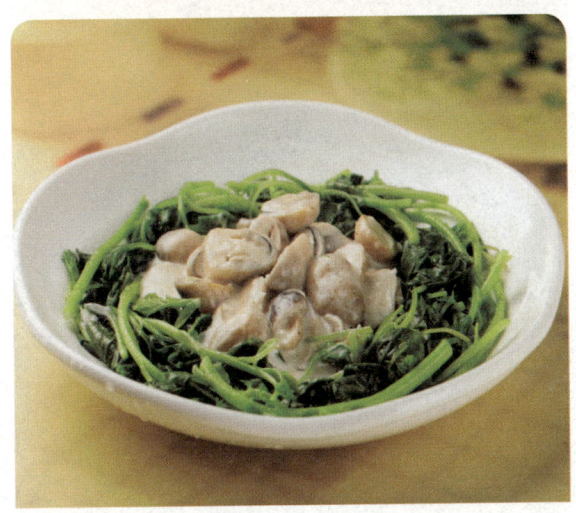

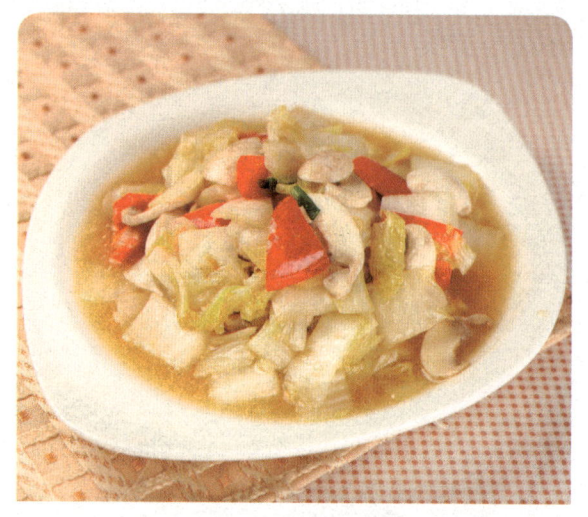

口蘑烧白菜

材料: 口蘑90克,大白菜120克,红椒40克,姜片、蒜末、葱段各少许

调料: 盐3克,鸡粉2克,生抽2毫升,料酒4毫升,水淀粉、食用油各适量

做法

① 将洗净的口蘑切片;洗好的大白菜、红椒切块;分别余水。② 用油起锅,放入姜蒜葱爆香;倒入焯煮好的食材炒匀;加料酒、鸡粉、盐、生抽、水淀粉,炒熟即可。

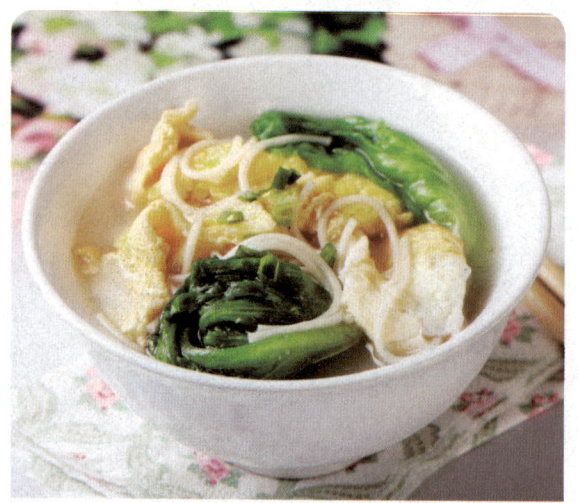

生菜鸡蛋面

材料: 面条120克,鸡蛋1个,生菜65克,葱花少许

调料: 盐2克,鸡粉2克,食用油适量

做法

① 将鸡蛋打散,制成蛋液,炒熟。② 锅中注水烧开,放入面条,加盐、鸡粉,拌匀调味,煮至面条熟软;加食用油,放入鸡蛋、生菜,拌煮至变软。③ 关火后盛出煮好的鸡蛋面,撒上葱花即可。

part 4 高血压穴位疗法

生活中,很多人认为一旦患上高血压,就必须终身依赖降压药,也不愿意去尝试更多的治疗方法。其实,在中医看来,高血压是完全可以通过某些非药物疗法加以控制的。依据中医理论,高血压就是人体经气循行失常造成的,因此,通过穴位疗法控制高血压是非常有效的途径。通过对相应的穴位加以适当的刺激,就可以将循行失常的经气重新纳入"正轨",因而有降压效果。

本章就为您介绍如何运用穴位疗法来控制高血压。所选择的穴位及操作方法均好找、易学,且无毒副反应,帮您每天只花几分钟时间,轻松控制血压。

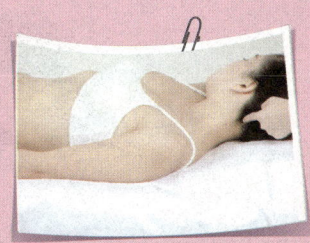
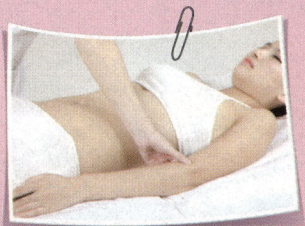
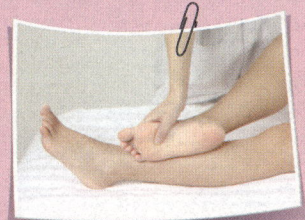

太阳穴按摩法

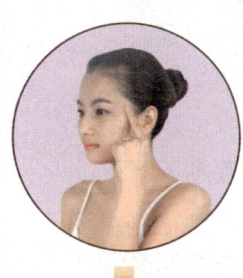

取穴： 太阳穴位于眉梢和外眼角中间向后一横指凹陷处。

功效： 清肝明目、通络止痛，防治高血压所致的头痛、眼睛疲劳、牙痛等。

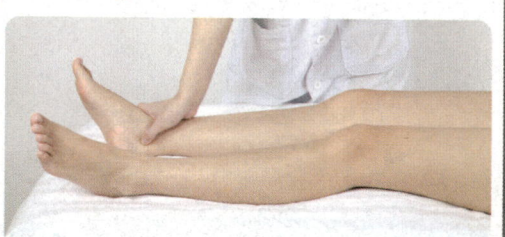

操作： 将手掌贴在头上，以拇指指肚分别按在两边的太阳穴上，稍用力按摩，顺、逆时针各转20下，每日3次。

风池穴按摩法

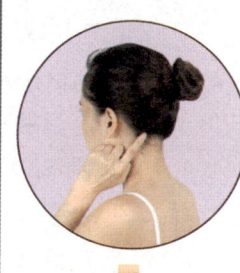

取穴： 正坐或俯伏，在颈后，胸锁乳突肌与斜方肌上端之间的凹陷中取穴。

功效： 平肝熄风，防治高血压所致的头痛、眩晕等。

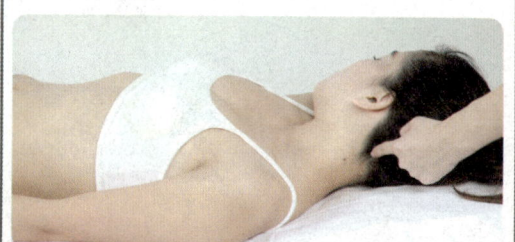

操作： 双手拇指腹点于双侧风池穴，其余手指放于头部两侧，点揉3～5分钟，以有酸胀感为度。

曲池穴按摩法

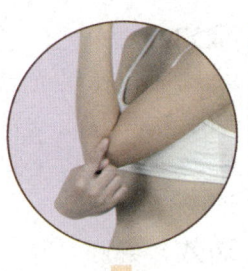

取穴：曲池穴位于肘部，曲肘，横纹尽处，即肱骨外上髁内缘凹陷处。

功效：燥化大肠经湿热，防治痰湿内盛所致的血压升高。

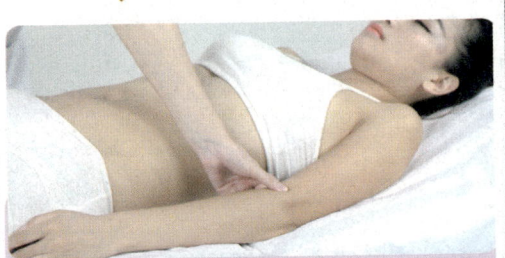

操作：用拇指按压捻揉曲池50下，再换另一侧按摩，每日2次。

内关穴按摩法

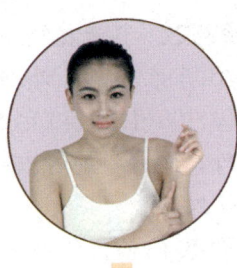

取穴：内关穴位于前臂掌侧，仰掌，于前臂正中，腕横纹上2寸处取穴。

功效：疏导水湿、理气镇痛、使舒张压下降。

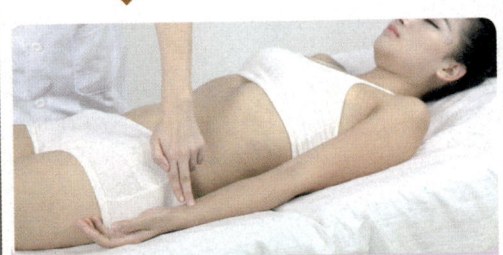

操作：以中指尖按压内关穴，按揉10~15分钟，再换另一侧按摩，每日3次。

丰隆穴按摩法

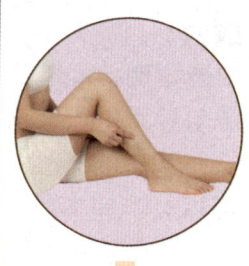

取穴：丰隆穴位于小腿前外侧，外踝尖上8寸，条口穴外，距胫骨前缘2横指处。

功效：和胃化痰、止眩晕。

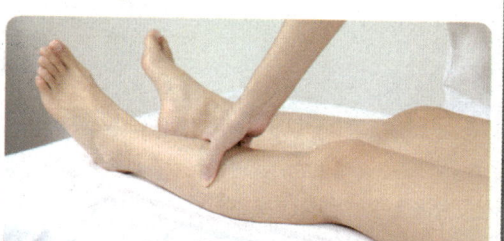

操作：用大拇指点按丰隆穴3分钟，然后顺时针按揉10分钟，最后向下单方向搓10分钟，再换另一侧按摩，每日2次。

涌泉穴按摩法

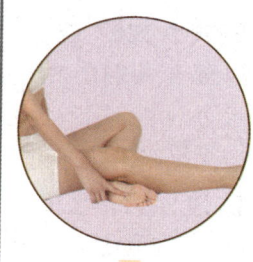

取穴：涌泉穴位于足底部，在足前部凹陷处，第2、3趾趾缝纹头端与足跟连线的前1/3处。

功效：舒肝益肾、舒经活络、降压。

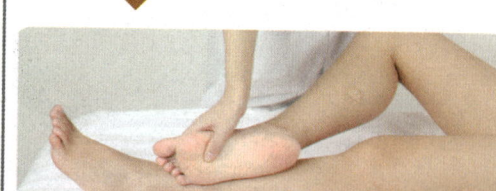

操作：先用热水泡脚10分钟，然后以拇指紧贴涌泉穴，稍用力下压10分钟，再换另一侧按摩，每日2次。

足三里穴按摩法

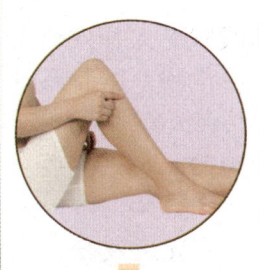

取穴： 足三里穴位于外膝眼下4横指、胫骨边缘处。

功效： 燥化脾湿、生发胃气，用于抑制神经兴奋，降低血压。

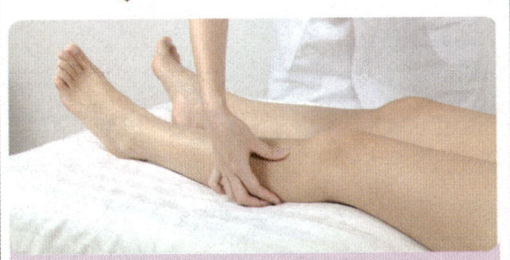

操作： 用大拇指按压足三里穴5～10分钟，每分钟按压15～20次，再换另一侧按摩，每日3次。

三阴交穴按摩法

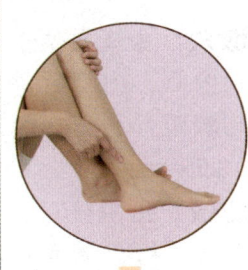

取穴： 三阴交穴位于小腿内侧，足内踝上缘3横指处。

功效： 通达三经、疏肝理气、通经活络，能双向调节血压。

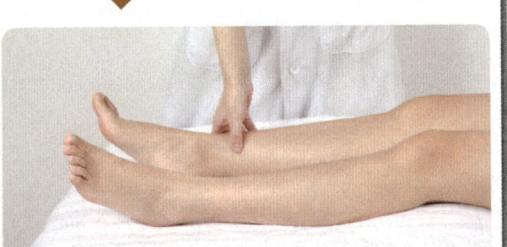

操作： 用拇指按住三阴交穴，用力按揉三阴交各20分钟，以有酸胀感为宜。

太溪穴按摩法

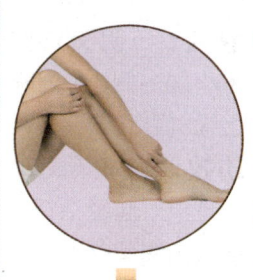

取穴： 太溪穴位于足内侧，内踝后方与脚跟骨筋腱之间的凹陷处。

功效： 滋阴益肾、引火下行，能够降低血压。

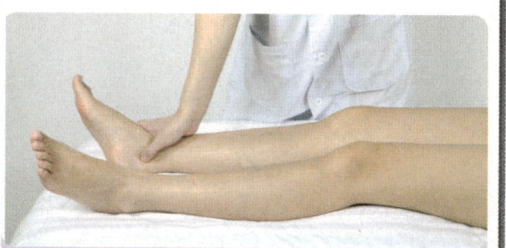

操作： 用大拇指按压太溪穴，每次每穴按压5分钟，每分钟按压20次，以有酸胀感为宜，每日3次。

太冲穴按摩法

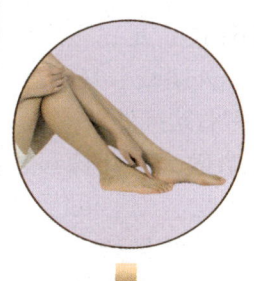

取穴： 太冲穴位于足背侧，1、2跖骨结合部前凹陷处。

功效： 调理气血、平肝熄风，防治肝阳上亢之眩晕、血压升高。

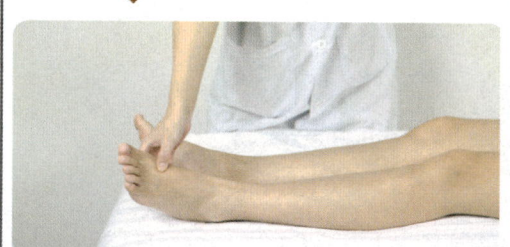

操作： 先用热水泡脚10分钟，然后用大拇指按压太冲穴，从下向上推揉3分钟，再换另一侧按摩，每天3次。

肺俞穴拔罐法

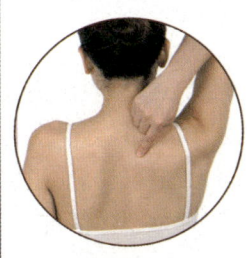

取穴：肺俞穴位于背部，当第3胸椎棘突下，左右旁开2横指处。

功效：散发肺脏之热，防治咳嗽气喘、骨蒸潮热等。

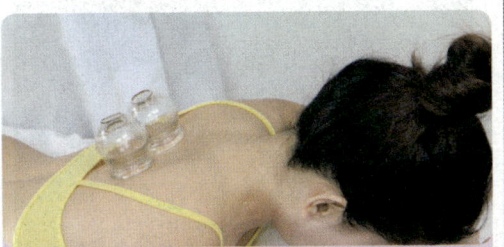

操作：施术部位消毒，左手持罐，右手用止血钳夹住酒精棉球点燃，伸入罐内旋转后抽出，扣于穴位15分钟后取下。

脾俞穴拔罐法

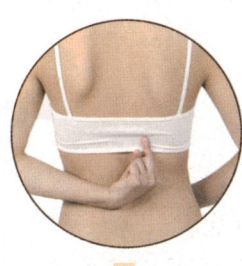

取穴：脾俞穴位于背部，在第11胸椎棘突下，左右旁开2横指处。

功效：健脾和胃、除湿化痰，防治倦怠口渴、高血压等。

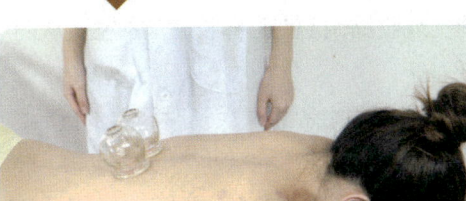

操作：施术部位消毒，左手持罐，右手用止血钳夹住酒精棉球点燃，伸入罐内旋转后抽出，扣于穴位15分钟后取下。

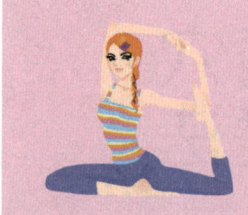

附录　运动调养降血压

适当的体育活动对高血压的防治很有益。可供高血压患者选择的运动方式有中低强度的散步、慢跑、骑自行车、游泳以及太极拳等。适当的运动锻炼可以缓解头晕等常见症状，降低并发症的发生率。

散步

散步简单柔和，适合所有的高血压病患者，尤其是肥胖型老年患者，即使对伴有心、脑、肾并发症的患者也能起到很好的调治效果。散步为动态的等张性运动，通过肌肉的反复收缩，促使血管收缩与扩张，从而降低血压。

高血压病患者经过较长时间的步行后，舒张压可明显下降，症状也可随之改善。散步可在早晨、黄昏或临睡前进行，时间一般为15~50分钟，每天可进行1~2次，速度可按个人身体状况而定。

很多人习惯饭后散步，但为了不影响消化和吸收，散步最好在饭后30分钟以后进行。到户外空气新鲜的地方散步，对防治高血压是简单易行的运动方法。但有严重心律失常、心动过速及明显心绞痛的高血压患者，在发病的时候需要静养，应暂停锻炼。

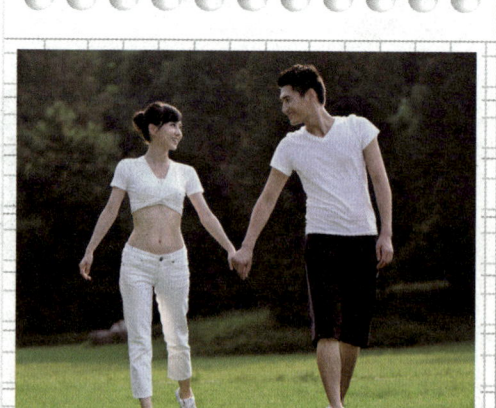

慢跑

慢跑对降血压很有帮助。所谓慢跑就是指长时间、慢速度、远距离的运动方法。慢跑可增强心肺功能，促进机体大量吸收氧气；有效地促进血液循环、减少血液中的胆固醇含量。慢跑的运动量比散步大，适用于轻证患者。

高血压患者慢跑时的最高心率每分钟可达120～136次，长期坚持锻炼，可使血压平稳下降，脉搏平稳，消化功能增强。跑步时间可由少逐渐增多，以15～30分钟为宜。速度要慢，不要快跑。

游泳

游泳是一种很健康的运动。游泳可以放松身心，不仅能够降压，还能降血脂。高血压患者游泳要注意强度和时间，以适合自己为宜。值得注意的是，有高血压病的老年人游泳一定要有人陪同，且游泳时间最好不要超过半个小时。

瑜伽

长期练习瑜伽可以降低血压和改善血液循环，对高血压病患者大有益处。瑜伽以精准的方式刺激经络，推动气血的运行，能够促进内腑五脏的健康，增加身体的精力与活力。需要注意的是，高血压病患者需要先咨询医生是否能够安全练习瑜伽姿势与呼吸技法。另外，不要做头在下脚在上的姿势；不要做任何会使心跳加快的激烈姿势；不要屏气。

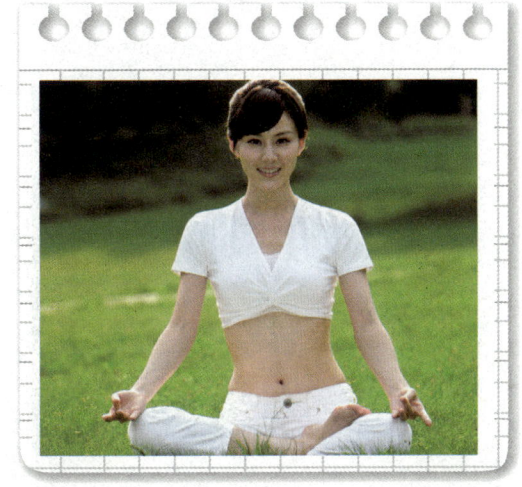

太极拳

太极拳由于动作和缓,适用于各期高血压病患者。太极拳对防治高血压有显著作用。高血压病患者打太极拳有三大好处。第一,太极拳动作柔和,全身肌肉放松,能使血管放松,促进血压下降。第二,打太极拳时用意念引导动作,有助于消除精神紧张因素对人体的刺激,有利于血压下降。第三,太极拳包含着平衡性与协调性的动作,有助于改善高血压病患者动作的平衡性和协调性。

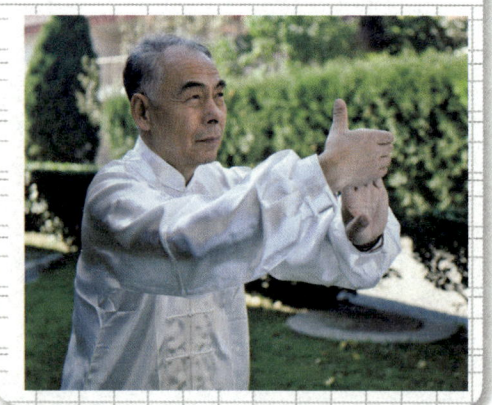

气功

据我国医学人员对气功疗法降压原理的研究证实,气功对高血压病患者有明显的治疗作用。用气功治疗高血压的近期有效率可达90%左右。美国也有报道说,用气功治疗高血压,半年后约对75%的人有效。

需要特别注意的是,重症高血压病患者和有严重并发症者不要练气功。每次室外锻炼时,切忌做鼓劲憋气、快速旋转、用力剧烈和深度低头的动作。

在每次锻炼前都要有10~15分钟的准备活动,锻炼结束以后也要有10分钟左右的放松练习。锻炼的整个周期一般以3个月为宜。锻炼的时间建议在上午8~10时或者下午4~6时进行。在运动中如出现心脏不适、气短、心率超过130次/分等不适情况时,要立即停止运动。老年人由于常患有多种慢性病,体育锻炼时更应注意,最好在医生指导下进行锻炼。